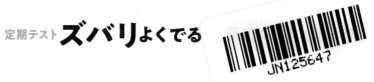

定期テスト **ズバリよくでる** 全教科書版

もくじ

取り外してお使いください 赤シート，別冊解答

※「あなたの学校の出題範囲」欄に出題範囲を書きこんでお使いください。※本書は，株式会社学研教育みらい発行の「中学保健体育」を参考に編集しております。

1

Step 1 基本チェック スポーツへの多様な関わり方と楽しみ方 10分

■ 赤シートを使って答えよう！

❶ スポーツの始まりと捉え方

□ 運動やスポーツは，[楽しさ]や[必要性]に応じて工夫され，発展してきた。

□ スポーツには，[競争]を楽しむスポーツ，記録への[挑戦]や達成を楽しむスポーツ，人との[交流]を楽しむスポーツ，健康を[保持増進]するためのスポーツなどがある。

□ スポーツの語源は，気晴らしや楽しみ，[遊び]などを表す言葉である。

□ 時代や社会の変化に伴って，スポーツの[捉え方]や行い方も変化してきた。

□ [スポーツ基本法]では，すべての人が生涯にわたってスポーツに親しむことは基本的な[権利]であると定めている。

健康づくりやレジャー活動なども，スポーツとして捉えられているよ。

❷ スポーツへの多様な関わり方と楽しみ方

□ 運動やスポーツへの関わり方は，自分が直接[行う]，実際に競技場に行く，あるいはテレビなどのメディアを通じてスポーツを[見る]，さまざまな人が関わってその競技を[支える]などの楽しみ方がある。

□ そのほかに，歴史や[記録]，関連する情報を本や新聞，インターネットなどで調べるなど，スポーツを[知る]という関わり方もある。

□ 生涯にわたって運動やスポーツを楽しむには，[自分に合った運動]や[多様な楽しみ方]を見付け，工夫することが大切である。

□ 子供から大人，高齢になっても，そのときどきの[ライフステージ]によって，スポーツの楽しみ方はさまざまに工夫できる。

□ 目的や年齢，性別などの違いを超えたスポーツの楽しみ方を見付け，工夫することで，生涯にわたる[豊かなスポーツライフ]が実現できる。

スポーツを継続して行うための「スポーツの3つの間」
・[仲間] 一緒に行う人
・[空間](場所) 行きやすい，利用しやすい場所
・[時間] 自由に使える時間

テストに出る スポーツへの多様な関わり方はよく出る。4つの関わり方の特徴を覚えておこう！

Step 2 予想問題 スポーツへの多様な関わり方と楽しみ方

10分

【スポーツの始まりと捉え方の変化】

❶ スポーツの必要性と捉え方について，次の各問いに答えなさい。

□ ❶ 次のスポーツに最も関係が深いものを，下の㋐～㋓から選び記号で答えなさい。

① バレーボール，ソフトボール……（　　　）

② 100m走，走り幅跳び……（　　　）

③ 鉄棒運動，平均台運動……（　　　）

④ 創作ダンス，現代的なリズムのダンス……（　　　）

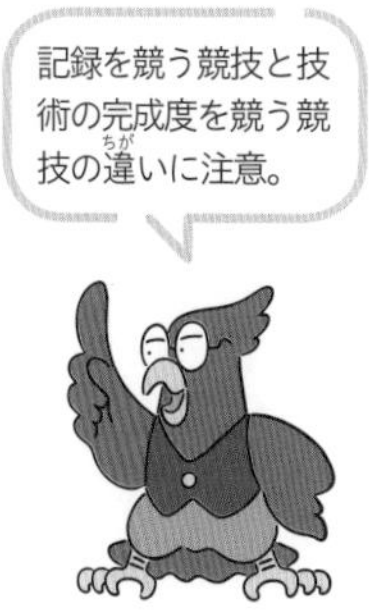
記録を競う競技と技術の完成度を競う競技の違いに注意。

㋐ チームで勝敗を競う楽しさ	㋑ 技術を習得する楽しさ
㋒ 記録に挑戦する楽しさ	㋓ 感情を表現する楽しさ

□ ❷ 時代や社会の変化とともにスポーツの捉え方や行い方も変わっていった。

次の文の（　　）にあてはまるものを，下の㋐～㋗から選びなさい。

中世では上流階級の（①　　　）となり，近代では市民の（②　　　）や社交のためのもの，または青少年の（③　　　）のための競技スポーツができあがった。20世紀前半には，軍隊の（④　　　）などと結びつき，強い体を育てたり，記録や（⑤　　　）を優先したりする考えが強まった。

㋐ 娯楽　㋑ 教育　㋒ 訓練　㋓ 勝利　㋔ 教養　㋕ 本番　㋖ 敗北　㋗ 実用

【スポーツへの多様な関わり方と楽しみ方】

❷ スポーツへの多様な関わり方と楽しみ方について，次の各問いに答えなさい。

□ ❶ 次の各文のスポーツの関わり方にあてはまるものを，下の㋐～㋓から選び記号で答えなさい。

① 地域のスポーツクラブに入ってスポーツを楽しむ。（　　　）

② スポーツクラブでボランティアとして、選手の補助を行う。（　　　）

③ 新聞でスポーツの歴史や結果を調べる。（　　　）

④ テレビやインターネットでスポーツを観戦する。（　　　）

㋐ スポーツを行うこと　㋑ スポーツを見ること

㋒ スポーツを支えること　㋓ スポーツを知ること

□ ❷ 次の各文で，内容が正しいものには○を，間違っているものには×を（　　）に書きなさい。

① ライフステージによって，スポーツはさまざまな楽しみ方ができる。（　　　）

② 豊かなスポーツライフの実現には，自らが意欲的に取り組むことが大切である。（　　　）

③ 活動しやすい場所，自由な時間の2つさえ確保すれば，スポーツが継続しやすい。（　　　）

[×] ミスに注意 ❷❷スポーツの継続には「3つの間」が大切。

Step 1 基本チェック スポーツの意義や効果, 学び方と安全な行い方

 10分

赤シートを使って答えよう！

❶ スポーツが心身や社会性に及ぼす効果

☐ スポーツを行うことは体の[発育]や発達, 運動[技能]の上達, [体力]の保持増進に効果がある。

☐ 運動不足と不適切な食習慣が, 体力の低下や肥満・[生活習慣病]の原因となっているが, 食生活を改善し, 運動を行う習慣を付ければこれを予防できる。

☐ スポーツを行うと, さまざまな[技術]を習得できたり, 目標をなし遂げることができたりする。その結果, [達成感]を得られ, それが積み重なると, 自己の能力にも[自信]が持てるようになる。

☐ スポーツを行う際はルールやマナーを尊重し, 仲間と助け合ったり, 相手のプレイをたたえたりすることなどを通して, [社会性]が高まっていくことが期待される。

スポーツで求められるルールやマナー
● スポーツを行う際, 互いが全力で競い合えるようにルールを守り, 相手を尊重してよいマナーで行うことを[フェアプレイ]という。
● チームの目的をなし遂げるために全力をつくし, それぞれの人が役割を分担して協力し合うことを[チームワーク]という。
● ルールを守る, さまざまな人に配慮する, 仲間を大切にする, 相手を尊重する, といった態度や考え方を[スポーツマンシップ]という。

❷ スポーツの学び方と安全な行い方

☐ 運動やスポーツで合理的な体の動かし方を[技術]という。

☐ 練習で[技術]を身に付けた状態を[技能]といい, 体力はこれを支える役割を果たしている。

☐ 有利にゲームや試合を運ぶために目的に応じてプレイの方法を選んで決めることを[戦術]という。また, ゲームや試合に勝つための方針を[作戦]という。

☐ ダンスなどで[表現]の仕方を習得するには, テーマから[イメージ]を捉えること, 踊りやリズムの特徴を捉えることが大切である。

海水浴や登山などの野外スポーツでは, 自然に関する知識を身に付けておくことが大切だよ。

☐ 安全にスポーツを行うには, 目標や発達の段階に応じた運動の[強さ], 持続する[時間], 行う[頻度]を考慮する。

☐ 運動を行う際は, 体調の変化に注意し, 必要に応じて練習を休んだり, 軽くしたりするなど, 練習の[自己管理]が大切である。

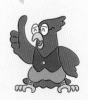

 テストに出る スポーツが心身や社会性に及ぼす効果はよく出る。スポーツの学び方も理解しておこう。

Step 2 予想問題　スポーツの意義や効果，学び方と安全な行い方

10分

【スポーツが心身や社会性に及ぼす効果】

❶ スポーツが心身や社会性に及ぼす効果について，次の各問いに答えなさい。

□ ❶ ①，②の（　　）にあてはまるものを，下の㋐～㋕から選びなさい。

スポーツが体に及ぼす効果	①（　　）（　　）（　　）
スポーツが心に及ぼす効果	②（　　）（　　）（　　）

㋐ リラックス効果　㋑ 体の発達　㋒ 運動技能の上達　㋓ 自信や達成感を得る
㋔ ストレスの解消　㋕ 体力の維持(いじ)

□ ❷ 次の文は，何について説明したものか。言葉で答えなさい。
スポーツを行う際に，互(たが)いが全力を出して競(きそ)い合えるようにルールを守り，相手を尊重してよいマナーでプレイをすること。
（　　　　　　　　）

【スポーツの学び方と安全な行い方】

❷ スポーツの学び方と安全な行い方について，次の各問いに答えなさい。

□ ❶ 次の各文のスポーツの技術・作戦・戦術・表現の説明について，正しいものには○を，間違(まちが)っているものには×を（　　）に書きなさい。
① バスケットボールのチェストパスは技術である。（　　）
② 自分やチームに有利にゲームや試合を運ぶためのプレイの仕方を作戦という。（　　）
③ 競技の目的に合った合理的な体の動かし方を戦術という。（　　）
④ ソフトボールのスクイズは戦術である。（　　）
⑤ 表現の仕方を習得するには，テーマからリズムを捉(とら)える必要がある。（　　）

□ ❷ 次の各文は運動を安全に行うための配慮(はいりょ)である。運動前のものにはＡを，運動中のものにはＢを，運動後のものにはＣを（　　）に書きなさい。
① 適切な休憩(きゅうけい)や水分補給をする。（　　）
② 整理運動を行い，筋肉の疲労(ひろう)を和(やわ)らげる。（　　）
③ 活動している仲間の安全を確認(かくにん)する。（　　）
④ 体を温め，関節の可動範囲(はんい)を広げる運動をする。（　　）
⑤ 施設(しせつ)や用具の安全確認，点検をする。（　　）

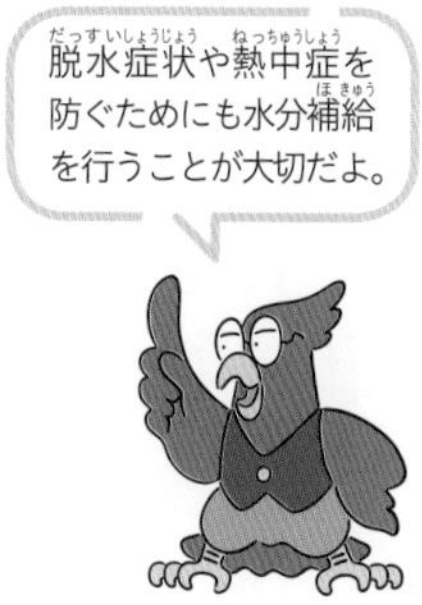
脱水症状(だっすいしょうじょう)や熱中症(ねっちゅうしょう)を
防ぐためにも水分補給(ほきゅう)
を行うことが大切だよ。

ヒント　❷❶合理的な練習によって技術が身に付いた状態を技能という。

ミスに注意　❷❶技術を選択(せんたく)する際の方針を戦術，ゲームや試合を行う際の方針を作戦という。

［解答▶p. 1］

Step 1 基本チェック スポーツの文化的意義，国際的なスポーツ大会

10分

■ 赤シートを使って答えよう！

❶ スポーツの文化的意義

- □ スポーツは，豊かな[交流]や健康な[心身]，自己の[変化]の発見などの可能性を広げる機会を提供する文化的意義を持っている。

- □ 1970年頃からヨーロッパでは，スポーツを行うことはすべての人々が持つ[権利]で，スポーツを振興することが国の重要な役割であるという考えが広まってきた。

- □ 日本においては，2011年に制定された[スポーツ基本法]に基づいて，スポーツ基本計画が定められている。各地の[自治体]では，これに従って[スポーツ推進計画]を策定している。

> 日本の『スポーツ基本法』(前文)
> スポーツは，世界共通の人類の文化である。
> スポーツは，[心身]の健全な発達，健康及び体力の[保持増進]，精神的な充足感の獲得，自律心その他の精神の涵養等のために個人又は集団で行われる運動競技その他の身体活動であり，今日，国民が生涯にわたり心身ともに健康で[文化的]な生活を営む上で不可欠のものとなっている。(抜粋)

❷ 国際親善，スポーツによる人々の結び付き

- □ 現在，世界では[オリンピック・パラリンピック]競技大会などの国際総合競技大会や，サッカーの[ワールドカップ]など競技や種目ごとの国際大会が行われている。

- □ オリンピックは，世界各地で紛争が起きた19世紀末に始まった。その目的は，スポーツを通じて心身を鍛える，世界中の人々と理解・交流し合うという国際[親善]や，[世界平和]の実現である。

- □ 国際的スポーツ大会が開催されると，さまざまな国や地域の競技者や，[観戦]に訪れた人々と，[開催地]の人々の交流が生まれて，互いの理解が深まる。

- □ スポーツの[魅力]が伝わることで，さらに人々の注目が集まり，スポーツの意義や[価値]も世界中に伝わっていく。

- □ スポーツには人を[結び付ける]働きがある。集団やクラブでは仲間どうしの協力や[団結]を強めることもできる。

- □ 国際的なスポーツ大会では，民族や[国](国籍)，言語や人種の違いを超えて，選手や観客の間でも交流が深められる。

> 大会の様子はメディアを通じて世界中に報道され，スポーツが持っている魅力を多くの人々に伝えているね。

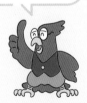

テストに出る　現代社会におけるスポーツの意義やスポーツ推進のための法律はよく出る。国際的なスポーツ大会の魅力も押さえておこう。

Step 2 予想問題 ● スポーツの文化的意義, 国際的なスポーツ大会

10分

体育編

【スポーツの文化的意義】

❶ スポーツの文化的意義について，次の各問いに答えなさい。

☐ ❶ 次の３つのスポーツの文化的意義の具体例を示したものを，下の㋐～㋕からそれぞれ２つずつ選び，記号で答えなさい。

① 自らの多様な可能性の発見（自己開発）（　　　　　）

② 豊かな交流（　　　　　）

③ 健（すこ）やかな心身（　　　　　）

㋐ いろいろな人とコミュニケーションできる　　㋑ リフレッシュできる

㋒ あきらめずにがんばれるようになる　　㋓ 健康の保持増進

㋔ 他チームの人たちと仲よくなる　　㋕ 苦手な種目を克服（こくふく）して自信がついた

☐ ❷ スポーツの推進を説明した次の各文で正しいものを選びなさい。（　　　　　）

① 国籍（こくせき）や人種，性別，障がいの有無などに関わることなく，人々が生涯（しょうがい）にわたって楽しむことができるのがスポーツである。

② 2015年10月，スポーツに関する政策を推進するスポーツ省が設置された。

③ 自治体では，スポーツ基本計画を策定し，すべての人々が幸福で豊かな生活を営むことのできるよう，スポーツの推進に取り組んでいる。

【国際的なスポーツ大会，人々を結び付けるスポーツ】

❷ 国際的なスポーツ大会，人々を結び付けるスポーツについて，次の各問いに答えなさい。

☐ ❶ 次の文はオリンピック・パラリンピックについて述べている。

（　　　）にあてはまるものを，下の㋐～㋔から選びなさい。

オリンピックの起源は，古代ギリシャのオリンピアで行われていた（①　　　　）で，オリンピックを国際大会として復活させたのは，フランスの（②　　　）。オリンピックの理念は（③　　　　）とよばれ，スポーツを通じた人間育成，世界平和の実現に貢献（こうけん）すること，文化・（④　　　）・国籍の壁（かべ）を越（こ）えて相互（そうご）理解することなどが掲（かか）げられている。パラリンピックは，体に障がいがある人によって行われる国際総合競技大会で，（⑤　　　）の実現を目的として，オリンピック終了後に開催（かいさい）されている。

㋐ クーベルタン　　㋑ オリンピズム　　㋒ 共生社会　　㋓ 古代オリンピック　　㋔ 人種

大会期間中は，戦争や武力行使を停止するオリンピック休戦をよびかけている。

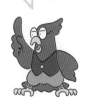

☐ ❷ 次の人々を結び付けるものの例にあてはまるものを，下の㋐～㋒から選びなさい。

① 人種や民族を超えて結び付ける。（　　　　　）

② 障がいの有無を超えて結び付ける。（　　　　　）

③ 年齢（ねんれい）や性別を超えて結び付ける。（　　　　　）

㋐ サッカーワールドカップ　　㋑ 男女混合のバレーボール　　㋒ パラリンピック

Step 1 基本チェック　健康の成り立ち，運動と健康

10分

■ 赤シートを使って答えよう！

❶ 主体の要因と環境の要因

- □ かつて日本人の死因は，結核や肺炎などの[感染症]
  が多かった。しかし，近年は[がん]・心臓病・脳卒中
  などの[生活習慣病]で死亡する人が多くなっている。

- □ 病気の発生には，その人自身である[主体]の要因と，
  その人を取り巻くさまざまな[環境]の要因が，相互
  に関連している。

- □ 主体の要因は年齢，性別，体質などの[素因]と，運
  動や食事，休養・睡眠などの生活習慣・行動に分けられる。

- □ 環境の要因は，気温や湿度，薬品や有害化学物質などの[物理・化学的]環境，細菌やウイル
  スなどの[生物学的]環境，人間関係などの[社会的]環境に分けられる。

日本の死因の移り変わり

	1947年	1977年	2018年
第1位	結核	脳卒中	がん
第2位	肺炎及び気管支炎	がん	心臓病
第3位	胃腸炎	心臓病	老衰
第4位	脳卒中	肺炎及び気管支炎	脳卒中

❷ 運動の効果と行い方

- □ 適度な運動は，体の[器官]を刺激して発達させ，健康を保持増進させるほか，[ストレス]
  の軽減など，精神面でも効果がある。

- □ 運動が不足すると，体力の低下や[肥満]をまねき，動脈
  硬化，[糖尿病]などの生活習慣病を発症することもある。

- □ 運動不足を防ぎ，健康でいるためには，年齢や生活環
  境を考えて，暮らしの中に[意識的に]運動を取り入
  れることが大切になってくる。

- □ 健康づくりのための運動の3条件は，[安全であること]，
  [効果があること]，[楽しいこと]。

- □ 日常生活の中での運動は，運動の3条件を踏まえて，運動
  の種類，強さ，時間，[頻度]を決めて行う。

- □ 中学生の時期は特に，[持久力]と[筋力]が発達するの
  で，継続して運動することで，これらをいっそう高めるこ
  とができる。

[緊張]やストレスを和らげる

[骨]が太く，長くなる

肺活量が多くなる

[心臓]の1回の拍出量（心拍出量）が多くなる

[筋肉]が太くなる

毛細血管の発達

 テストに出る　主体の要因と環境の要因はよく出る。運動の効果や行い方についても見直しておこう！

Step 2 予想問題 健康の成り立ち，運動と健康

10分

【健康の成り立ち】

❶ 健康の成り立ちについて，次の各問いに答えなさい。

> 3つの環境の要因の項目内をよく見てみよう。

□ ❶ 次の文の（　　　）にあてはまるものを下の㋐～㋗から選びなさい。

1940年代ごろまで日本人の死因は，肺炎や（①　　　）などの感染症が最も多かった。しかし，個人の（②　　　）状態や生活環境の改善，さらに（③　　　）・医療の水準が向上したことで，感染症で亡くなる人は減少した。しかし，近年は（④　　　）や生活習慣の変化から，がんや（⑤　　　），心臓病などの生活習慣病で亡くなる人が増えている。

㋐ 脳卒中　　㋑ 保健　　㋒ 栄養　　㋓ 結核　　㋔ 食生活　　㋕ 交通事故　　㋖ 自殺

□ ❷ 主体の要因と環境の要因を示した右下の図の（　　　）にあてはまるものを次の㋐～㋓から選びなさい。

㋐ 社会的環境の要因

㋑ 生物学的環境の要因

㋒ 素因

㋓ 物理・化学的環境の要因

●主体の要因	（Ⓐ　　　）…体質，性別，年齢など
	生活習慣・行動…運動，食事，休養，睡眠など
●環境の要因	（Ⓑ　　　）…温度，湿度，有害化学物質など
	（Ⓒ　　　）…細菌，ウイルス，動物，植物，昆虫など
	（Ⓓ　　　）…人間関係，社会情勢など

【運動と健康】

❷ 運動の効果と行い方について，次の各問いに答えなさい。

□ ❶ 次の各文の運動と健康の関係について，正しいものには○を，間違っているものには×を（　　）に書きなさい。

㋐ 適度な運動は，心臓や肺，骨などの発達を促す。（　　　）

㋑ 運動は体をリラックスさせるが，ストレス解消の効果はない。（　　　）

㋒ 生活の中で運動を行う習慣を身に付けることが，健康の保持増進につながる。（　　　）

> 運動すると，気持ちも変化するよ。

□ ❷ 次の各文の中学生の時期に高めておきたい運動能力と運動の種類の組み合わせで間違っているものを，次の㋐～㋒から選びなさい。（　　　）

㋐ ジョギングやサッカーなどの持久力を高める運動

㋑ ストレッチングやヨガなどの筋力を高める運動

㋒ 腕立てふせやスクワットなどの筋力を高める運動

✕ ミスに注意　❷❷体を伸ばしたり曲げたりするのは，柔軟性を高める運動である。

Step 1 基本チェック　食生活と健康，休養・睡眠（すいみん）と健康

10分

■ 赤シートを使って答えよう！

❶ エネルギーや栄養素と食生活

☐ 人間は活動のために必要な［エネルギー］を食事からとる。生命維持に必要な［最低限］のエネルギーの量を［基礎代謝量（きそたいしゃ）］という。

☐ 1日の活動量が少ないと，通常の食事量であってもエネルギー［過多］になるので，生活の中で積極的に運動する必要がある。

☐ ［栄養素］の不足や偏った（かたよ）摂取（せっしゅ）は体調不良の原因になる。また，［食生活］が乱れることで，体の発達や発育に支障が出るだけでなく，健康にも［悪影響（えいきょう）］を及（およ）ぼす。

☐ 健康のためには，栄養［バランス］のよい食事を3食規則正しくとる必要がある。

栄養素の不足による障害の例	
［たんぱく質］	体力低下・筋肉量の減少
［カルシウム］	骨や歯がもろくなる
［鉄］	貧血や息切れ
［ビタミンA］	皮膚病（ひふびょう），視力低下
栄養素のとりすぎによる障害の例	
［脂肪］	肥満（ひまん），動脈硬化（どうみゃくこうか）
［ナトリウム（食塩）］	高血圧

❷ 心身の疲労（ひろう）と健康障害，休養・睡眠

☐ 運動や学習，作業などを長時間続けると，体が［疲労］して能率が下がる。これが蓄積（ちくせき）すると，体の抵抗力（ていこうりょく）が弱まったり，感染症（かんせんしょう）にかかったり，生活習慣病や［うつ病］などのさまざまな［健康障害］につながることもある。

☐ ［休養］をとって体を休めることで，心身の疲労が回復する。

☐ 休養には休息，［入浴（ほきゅう）］，栄養補給，軽い運動などがある。

☐ 休養で最も効果的なのは［睡眠］で，体の［抵抗力］を高めたり，精神を安定させたりする効果もある。そのためには睡眠の環境（かんきょう）を整え，［生体リズム］に合わせて就寝（しゅうしん）すべきである。

☐ 心身の健康のためには，適度な運動，規則正しいバランスのよい食事，十分な休養・睡眠が必要で，これらが［調和のとれた］生活をすることが大切である。

> 中学生は，心身の発達のために大人以上に睡眠が必要だよ。

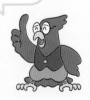

 テストに出る　健康のための食生活と栄養素の働きはよく出る。休養・睡眠の効果も理解しておこう。

Step 2 予想問題　食生活と健康，休養・睡眠と健康

10分

【食生活と健康】

❶ 食生活と健康について，次の各問いに答えなさい。

□ ❶ 生命を維持するために最小限必要なエネルギーの消費量のことを何というか。言葉で答えなさい。（　　　　）

□ ❷ 次の文の（　　）にあてはまるものを下の㋐～㋔から選びなさい。

食事によって体に必要な（①　　　）をとることが大切。中学生の時期に意識的に摂取したい（①　　）には，体の組織をつくり体力をつける（②　　　）と，貧血を防いで疲れにくい体にする（③　　　）がある。

㋐ カルシウム　㋑ 栄養素　㋒ エネルギー　㋓ たんぱく質　㋔ 鉄

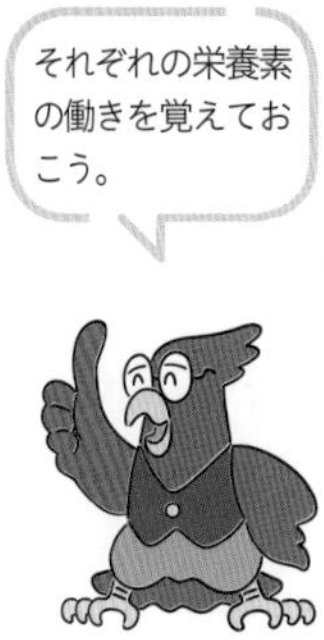
それぞれの栄養素の働きを覚えておこう。

□ ❸ 朝食を抜いた場合，体にどのような変化が現れるか。

次の㋐～㋓からあてはまるものをすべて選びなさい。（　　　　）

㋐ 体温が上昇する　㋑ 太る要因になる

㋒ 体が十分に働かない　㋓ 頭が働かず集中できない

【休養・睡眠と健康】

❷ 休養・睡眠と健康について，次の各問いに答えなさい。

□ ❶ 疲労の種類とその自覚症状の現れ方を示した右の表の（　　）にあてはまるものを次の㋐～㋘から選びなさい。

㋐ だるさ　㋑ あくび　㋒ 不安定

㋓ 目　㋔ めまい　㋕ 不快

㋖ 不安　㋗ 肩　㋘ 耳

疲労の分類	主な症状
眠気感	眠い，（ⓐ　　）が出る
（ⓑ　　）感	憂鬱な気分，（ⓒ　　）な感じがする
（ⓓ　　）感	頭が痛い，（ⓔ　　）がする
（ⓕ　　）感	腕や足がだるい，（ⓖ　　）が凝る
ぼやけ感	（ⓗ　　）が疲れる，物がぼやける

□ ❷ 次の各文のよい睡眠につながる生活習慣について，正しいものには○を，間違っているものには×を（　　）に書きなさい。

㋐ 朝は日光を浴びて，朝食をしっかりとる。（　　）

㋑ 仮眠や昼寝は長時間するとよい。（　　）

㋒ 寝具や照明などを整えて，眠りに入りやすくする環境をつくる。（　　）

㋓ 消灯後にスマートフォンや携帯ゲーム機などを使わない。（　　）

㋔ 土日は遅く起きて睡眠のリズムを調整する。（　　）

ミスに注意　❶❸食事をすると，消化・吸収などにエネルギーが消費され，体熱となる。

ヒント　❷❷寝る前にゲームなどで脳が興奮すると，寝付きにくくなる。

［解答▶p. 1］

Step 3 予想テスト 健康な生活と病気の予防①

30分 /100点 目標 70点

❶ 健康の成り立ちに関わっている主体の要因と環境の要因の各項目について，あてはまるものを右の㋐～㋗から２つずつ選びなさい。

☐ ❶ 主体の要因

☐ ❷ 物理・化学的環境の要因

☐ ❸ 社会的環境の要因

☐ ❹ 生物学的環境の要因

㋐ 動物	㋑ 労働条件
㋒ 年齢	㋓ 人間関係
㋔ 食事	㋕ 放射線
㋖ ウイルス	㋗ 温度

❷ 健康の成り立ちに関わっている主体の要因は，２つに分けることができる。

☐ ❶ 「生活習慣・行動」以外の，もう１つの「生まれつき備わっているもの」のことを何というか。言葉で答えなさい。思

❸ 運動の効果と運動の行い方について，次の各問いに答えなさい。

☐ ❶ 適度な運動は体の各器官を発達させる効果がある。
次の④～⑩の運動の効果は，体のどの部分の発達にあてはまるか。右の㋐～㋓から記号で選びなさい。
Ⓐ 気分転換になる　　　Ⓑ 拍出量が多くなる
Ⓒ １回の呼吸量が多くなる　　Ⓓ 骨密度が高くなる

㋐ 肺	㋑ 骨
㋒ 心臓	㋓ 脳

☐ ❷ 健康づくりのための運動について，中学生・高校生の運動指針を示した右の表の（　）にあてはまるものを下の㋐～㋔から記号で選びなさい。
㋐ 頻度　　㋑ 強さ　　㋒ 種類
㋓ 持久力　　㋔ 柔軟性

	（ Ⓓ ）を高める運動	筋力を高める運動	（ Ⓔ ）を高める運動
運動の（ Ⓐ ）	ウォーキング，ジョギング，水泳など	筋力トレーニング	ストレッチング
（ Ⓑ ）	ややきつい～かなりきつい	ややきつい	—
時間，（ Ⓒ ）	10～30分 週3日以上	10～30分 週2日程度	5～30分

点UP ❹ 食生活と健康についての各文で，下線部が正しいものには○を，間違っているものは正しく書き替えなさい。

☐ ❶ 私たちは食事によって，活動に必要なエネルギーを補給している。

☐ ❷ 生命を維持するために必要なエネルギー消費量を活動代謝量という。

☐ ❸ たんぱく質は，体の骨をつくる働きをする。

☐ ❹ 健康のためには，いろいろな食品から栄養素をバランスよくとることが大切である。

❺ 休養と睡眠の成り立ちについて，次の各問いに答えなさい。

□ ❶ 疲労の種類とその自覚症状の現れ方を示した右の表がある。
（　　）にあてはまる語句を次の㋐～㋗から記号で選びなさい。

㋐ だるさ	㋑ あくび
㋒ 不安定	㋓ 目
㋔ 不快	㋕ 肩
㋖ 安定	㋗ 耳

疲労の分類	主な症状
眠気感	眠い，（ Ⓓ ）が出る，やる気が乏しい
（ Ⓐ ）感	憂鬱な気分，不安な感じがする，イライラする
（ Ⓑ ）感	頭が痛い，気分が悪い，ぼんやりする，めまいがする
（ Ⓒ ）感	腕がだるい，（ Ⓔ ）が凝る，足がだるい
ぼやけ感	（ Ⓕ ）がしょぼつく、目が疲れる，物がぼやける

□ ❷ 睡眠について説明した次の文のうち，間違っているものを2つ選びなさい。

① 睡眠時に出る成長ホルモンが，体の成長と疲労回復を促している。
② 心身が発達する中学生は，大人よりも多くの睡眠時間が必要である。
③ 休日は遅く起きても，普段と同じ生活リズムができる。
④ 深い睡眠によって，病気を防ぐことができる。
⑤ 眠る前までゲームやスマートフォンをしていても問題ない。
⑥ 必要な睡眠時間には個人差がある。
⑦ よい睡眠のためには，眠る環境を整えることも大切である。

□ ❸ 心身の健康のためには，睡眠のほかに3つの要素の調和がとれていることが必要である。この3要素を言葉で答えなさい。[思]

❶ 各4点	❶	❷	❸	❹		
❷ 各4点	❶					
❸ 各4点	❶ Ⓐ	Ⓑ	Ⓒ	Ⓓ		
	❷ Ⓐ	Ⓑ	Ⓒ	Ⓓ	Ⓔ	
❹ 各5点	❶	❷	❸	❹		
❺ 各3点	❶ Ⓐ	Ⓑ	Ⓒ	Ⓓ	Ⓔ	Ⓕ
	❷	❸				

❶ ／16点 ❷ ／4点 ❸ ／36点 ❹ ／20点 ❺ ／24点

Step 1 基本チェック ● 体の発育・発達, 呼吸器・循環器の発達

10分

■ 赤シートを使って答えよう!

❶ 体の各器官の発育・発達, 思春期の生活と発育・発達

☐ 人は, 生まれてから大人になるまでの間に, 身長や体重が急速に発育する時期がある。この時期を[発育急進期]といい, 一度目は乳児期から幼児期前半, 二度目は思春期である。また, その時期や程度には[個人差]がある。

☐ 人の体は, 骨や筋肉, 肺, 心臓などのさまざまな[器官]によって成り立っている。

☐ 卵巣や精巣などの[生殖器(生殖器官)]の発育・発達はゆっくり進むが, [思春期]の頃から急速に発育・発達する。

☐ 脳や脊髄などの[神経]は早くから発育・発達し, 思春期には[大人]と同じ程度に達する。

☐ 思春期は, 体の[器官]が急速に発育・発達し, 大人に近づいていく時期である。そのため, [運動], 食事, 休養・睡眠のバランスがとれた[健康的]な生活を送ることが大切である。

> さまざまな経験をすることで, 脳や神経をよりいっそう発達させることができるよ。

❷ 呼吸器・循環器の発達

☐ 鼻や口, のど, 気管, 気管支, 肺などの器官を[呼吸器(呼吸器官)]という。

☐ 空気中から体内に取り入れられた酸素は, 肺の中に無数にある[肺胞]と毛細血管の間で, 体内の二酸化炭素と置き換えられる。これを[ガス交換]という。

☐ [肺活量]とは, 空気を肺いっぱいに吸い込んだ後に, できるだけ多く吐き出すことができる空気の量で, 肺の容量(容積)を示す。

☐ 成長に伴い[呼吸数]は減少する。これは, 肺胞数の増大などで, 1回の呼吸で体内に取り込める空気の量が増え, [肺活量]が増えるためである。

☐ 心臓, 動脈, 静脈, 毛細血管などの器官を[循環器(循環器官)]という。

☐ 心臓が周期的に脈を打つ数を[脈拍数], あるいは心拍数という。また, 心臓の1回の収縮(拍動)で送り出される血液の量を[拍出量]という。

☐ 成長に伴い心拍数は[減少]し, 拍出量は[増大]する。これは, 心臓が大きく発育し, 収縮する力が強くなるためである。

> 呼吸数と肺活量, 脈拍数と拍出量の関係を覚えておこう。

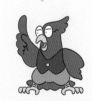

テストに出る 体の各器官の発育と発達の特徴はよく出る。脈拍数と拍出量の関係も覚えておこう。

Step 2 予想問題 体の発育・発達，呼吸器・循環器の発達

10分

【体の発育・発達】

1 体の発育・発達について，次の各問いに答えなさい。

□ 1 次の図は，体の各器官を示している。次の①～⑧の器官名を下の㋐～㋗から選びなさい。

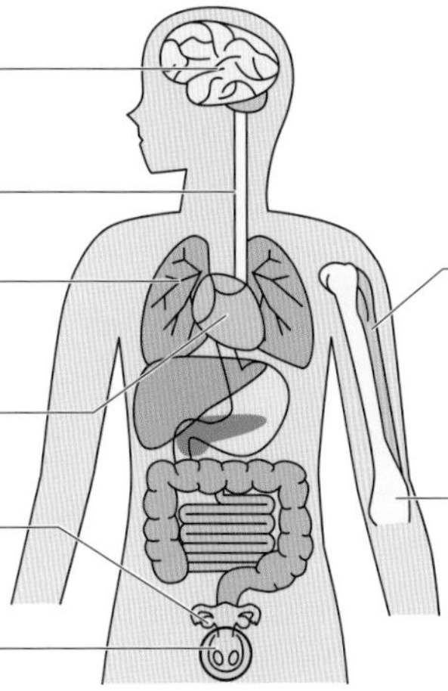

①（　　　）
②（　　　）
③（　　　）
④（　　　）
⑤（　　　）
⑥（　　　）
⑦（　　　）
女性のみ
⑧（　　　）
男性のみ

㋐ 脊髄（せきずい）　㋑ 心臓　㋒ 脳　㋓ 精巣（せいそう）　㋔ 骨　㋕ 卵巣（らんそう）　㋖ 筋肉　㋗ 肺

□ 2 思春期の体の各器官の発達と生活で気を付けたいことを説明した次の各文について，正しいものには○を，間違っているものには×を（　　）に書きなさい。

① 身長や体重が大きく発育する発育急進期は，思春期だけにある。（　　　）

② すべての器官の発育・発達が同じように起こるわけではない。（　　　）

③ 脳の発達には，読書やスポーツ，人との関わりや自然体験などの経験が重要。（　　　）

【呼吸器・循環器の発達】

2 呼吸器・循環器の発達について，次の各問いに答えなさい。

□ 1 次の各文は何について説明したものか。下の㋐～㋓から選びなさい。

① 空気をいっぱいに吸い込んだ後，できるだけ多く吐き出した空気の量。（　　　）

② 心臓の収縮（拍動（はくどう））によって送り出される血液の量。（　　　）

③ 肺胞（はいほう）の数が増え，肺全体が大きくなり，体の発育とともに少なくなる。（　　　）

④ 心臓の収縮する力が強くなり，体の発育とともに少なくなる。（　　　）

㋐ 呼吸数　㋑ 脈拍数（心拍数）　㋒ 肺活量　㋓ 拍出量

□ 2 思春期における呼吸器・循環器の発達に関わりの深い運動は，次の㋐～㋒のどれか。（　　　）

㋐ 持久力を高める運動　㋑ 筋力を高める運動　㋒ 柔軟性（じゅうなんせい）を高める運動

[×] ミスに注意　1 2 発育急進期は乳児期～幼児期前半にもある。

💡 ヒント　2 2 呼吸器・循環器の働きが向上すると，全身に酸素が効率よく送られるようになる。

Step 1 基本チェック　生殖機能の成熟

10分

赤シートを使って答えよう！

❶ 体の変化とホルモン，排卵と月経の仕組み

☐ 思春期になると，脳の[下垂体]から分泌される[性腺刺激ホルモン]の働きによって，生殖器の機能が発達する。

☐ 女子は[卵巣]が発達し，その内部で[卵子]が成熟して，[女性ホルモン]の分泌が盛んになる。

☐ 男子は[精巣]が発達し，その内部で[精子]がつくられるようになり，[男性ホルモン]の分泌が盛んになる。

☐ 卵巣の中で成熟した[卵子]は，約28日に1度，体外に出される。これを[排卵]という。

☐ 卵子は[卵管]を通って[子宮]に向かって運ばれる。その途中で精子と結合（受精）すれば[受精卵]となる。

☐ 受精卵を育てるために，子宮内膜は女性ホルモンの働きで充血して厚くなる。しかし，受精しなかった場合は，子宮内膜は剝がれて体外に出される。これを[月経]という。

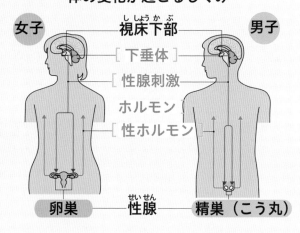

体の変化が起こるしくみ

女子　視床下部　男子
[下垂体]
[性腺刺激ホルモン]
[性ホルモン]
卵巣　性腺　精巣（こう丸）

❷ 射精の仕組み，受精と妊娠

☐ 精巣でつくられた[精子]と，精のうや前立腺から出る分泌液が混ざったものを[精液]という。

☐ 腟内に放出された精子は，[子宮]から卵管へと泳いでいく。このとき，排卵された卵子が卵管に達し，そこに精子がたどり着けば[受精]が起こる。

☐ 受精した卵子（受精卵）は，細胞分裂しながら子宮へ運ばれた後に，子宮内膜に着いて深く根を下ろし，発育を始める。これを[着床]という。

☐ [着床]した受精卵は，子宮内で養分を吸収して胎児へと育っていく。赤ちゃんが生まれるまでの，女性の体内に胎児が宿っている状態を[妊娠]という。

妊娠すると，ホルモンの働きで，排卵がなくなり，月経も休止するよ。

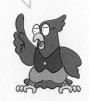

テストに出る　排卵・受精・着床の仕組みはよく出る。性ホルモンの働きも理解しておこう。

Step 2 予想問題 生殖機能の成熟

10分

【性ホルモン，生殖器の仕組み】

❶ 性ホルモン，生殖器の仕組みについて，次の各問いに答えなさい。

□ ❶ 性ホルモンの分泌(ぶんぴつ)によって，男女の体つきに現れる変化で間違(まちが)っているものを1つ選びなさい。(　　)

㋐ 男子は射精が起こる　㋑ 女子は排卵(はいらん)，月経が起こる

㋒ 男子・女子ともに筋肉が増える

□ ❷ 次の図の①～⑩にあてはまる名称(めいしょう)を下の㋐～㋙から選びなさい。

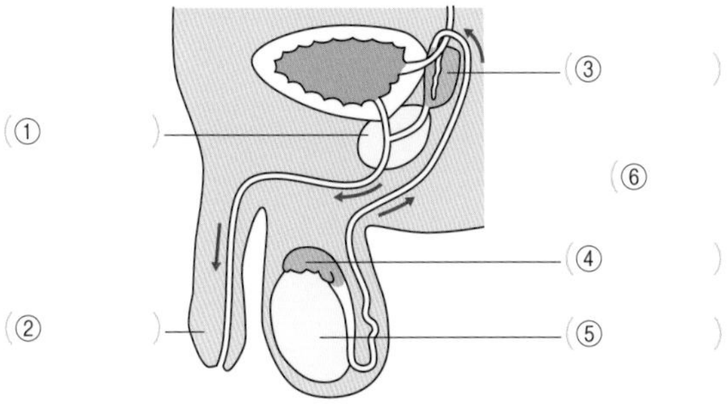

①(　　)
②(　　)
③(　　)
④(　　)
⑤(　　)

男子の生殖器

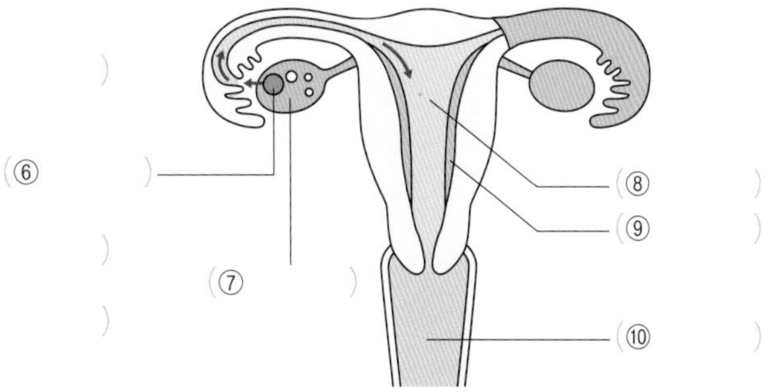

⑥(　　)
⑦(　　)
⑧(　　)
⑨(　　)
⑩(　　)

女子の生殖器

㋐ 精のう　㋑ 子宮　㋒ 膣　㋓ 陰茎(いんけい)　㋔ 精巣　㋕ 前立腺(ぜんりつせん)

㋖ 卵子　㋗ 精巣上体　㋘ 子宮内膜(ないまく)　㋙ 卵巣

【受精と妊娠】

❷ 受精と妊娠について，次の各問いに答えなさい。

□ ❶ 次の各文の内容が正しいものには○を，間違っているものには×を(　　)に書きなさい。

① 初経後は，月経が必ず規則的に起きる。(　　)

② 1度の射精で出る精子の数は数千万で，卵子の周囲に到達(とうたつ)できるのは1つ。(　　)

③ 月経周期から排卵日を予想することができる。周期が28日の場合，排卵は月経の起こるおよそ14日前である。(　　)

□ ❷ 次のⒶ～Ⓒの現象を何というか。下の㋐～㋔から選びなさい。

Ⓐ 子宮に移動した受精卵が子宮内膜に定着する。(　　)

Ⓑ 卵管の中にいた精子が卵子と結合する。(　　)

Ⓒ 成熟した卵子が卵巣の外に出る。(　　)

㋐ 排卵　㋑ 着床(ちゃくしょう)　㋒ 月経　㋓ 受精　㋔ 射精

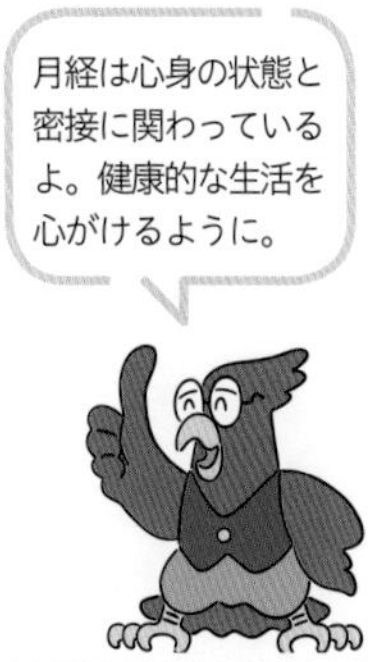

月経は心身の状態と密接に関わっているよ。健康的な生活を心がけるように。

ヒント ❶❶性ホルモンの作用により，大人の男女の体つきがつくり上げられ，新しい生命を生み出せる体になる。

ミスに注意 ❷❶初経後は女性ホルモンの分泌が安定するのに，数年間かかる。

Step 1 基本チェック : 心の発達

10分

■ 赤シートを使って答えよう!

❶ 心の発達と大脳, 知的機能と情意機能の発達

☐ 私たちの心は, 知的機能, 情意機能, [社会性]などの働きが複雑に関わり合って成立している。

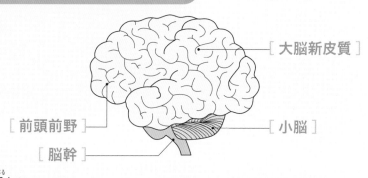

[大脳新皮質]
[前頭前野]
[脳幹]
[小脳]

☐ 思春期は[大脳]が急速に発達する時期であり, 思考, 感情, 意思, 積極性, [創造性]など, よりよく生きていくために重要な働きをする[前頭前野]の発達が著(いちじる)しい。

☐ [言葉]を使う, 物事や経験したことを理解する, 見分ける, 記憶(きおく)する, 判断する, 推理する, 考える, 行動しようとする, などの働きを[知的機能]という。

☐ 知的機能は, 物事を推理する, 自分で[判断]して問題を解決する, などの行為(こうい)を重ねることで発達していく。

☐ 物事の好き嫌い, うれしい, 悲しい, 楽しい, なつかしいなどの心の働きを[感情]という。

☐ 目標をなし遂(と)げるために努力する, がまんする, 集中する, 行動をコントロールする, といった心の働きを[意思]という。感情や意思などの心の働きを[情意機能]という。

❷ 社会性の発達, 自立や友達とのつきあい

☐ 自主性, [協調性], 責任感などの社会生活を送るうえで必要な態度や[行動]の仕方を[社会性]という。

☐ 中学生の時期は, 生活や行動の範囲(はんい), [人間関係]などが広がり, さまざまな[経験]をするため, 社会性が大きく発達する。

☐ 社会性が発達するにつれて, 親に頼ったり保護されたりして無意識に大人に[依存(いぞん)]していた状態から抜(ぬ)け出して[自立]しようとする傾向(けいこう)が強くなる。

☐ 友達とのつきあいは, 楽しいだけではなく, きずつくこともあるが, さまざまな経験を[積み重ねる]ことで, 人とのつきあい方を学んでいく。

> 自立する時期は, 親に反抗的な態度をとりがちになるよ。思春期に起こるものを第二反抗期というよ。

テストに出る 心と大脳の関係について理解しておこう。知的機能・情意機能の発達に影響(えいきょう)しているものを考えてみよう。

Step 2 予想問題 : 心の発達

10分

【大脳，知的機能】

❶ 大脳，知的機能について，次の各問いに答えなさい。

□ ❶ 大脳について説明した文について，（　　　）にあてはまるものを下の㋐～㋔から選びなさい。
大脳の最も外側の部分を ①（　　　）といい，周囲の ②（　　　）
にうまく適応して生きていくための働きを担っている。この部分は，
人間を含む ③（　　　）が特に発達している。大脳は外部からの
④（　　　）によって発達するが，さまざまな経験や学習を重ねた
りすると，脳の ⑤（　　　）が複雑に絡み合って発達し，心の働き
も豊かになってくる。

㋐ 環境　　㋑ 刺激　　㋒ 大脳新皮質　　㋓ 神経細胞　　㋔ 哺乳類

> 新しいことに処理する能力は，年齢とともに発達するけど，青年期以降は緩やかに下がっていくよ。

□ ❷ 知的機能の発達について説明した文について，（　　　）にあてはまるものを下の㋐～㋔から選びなさい。
理解する働きや言葉を使う働きなどの知的機能は，年齢や ①（　　　）を重ねることで向
上していく。そのうち，②（　　　）に対処する能力は，年齢とともに発達するが，
③（　　　）を境に緩やかに衰えていく。その一方で，知識や経験に基づいて問題に対処
する判断力や説明力，問題解決能力は，④（　　　）になっても保たれる傾向にある。

㋐ 新しいこと　　㋑ 高齢　　㋒ 経験　　㋓ 青年期　　㋔ 乳児期

【社会性の発達】

❷ 社会性の発達について，次の問いに答えなさい。

□ ❶ 次の㋐～㋔の各文のうち，社会性の例として間違っているものを 2 つ選びなさい。

（　　　　　）

㋐ クラスでの発表の際，気を配りながら自分の気持ちや意見を述べた。
㋑ 社会のマナーやルールを守って行動した。
㋒ 自ら進んで，○○係として自分の役割を果たした。
㋓ 知らなかった単語をたくさん覚えた。
㋔ 失敗したことを分析して，成功につなげた。

> 社会性は，協調性・自主性・責任感などのような，社会生活に必要な態度や考え方，行動の仕方のことだよ。

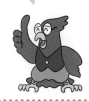

💡 ヒント ❶❶さまざまな経験や学習を重ねると，脳の神経細胞どうしのつながりが複雑になり，
心のいろいろな働きを同時に実行したり，難しいことを考えたりできるようになる。

Step 1 基本チェック 自己形成，欲求不満やストレスへの対処

10分

■ 赤シートを使って答えよう！

❶ 自己形成

☐ 思春期に，自分自身を[客観的]に見つめるようになり，他人との違いや，他人にどう見られているかを強く意識するようになる。

☐ 自分の実力を認識して理想の自分と[現実]の自分のギャップに思い悩むようになる一方で，自分の長所や将来の目標についても考えられるようになる。

☐ 自分なりの考え方や行動の仕方，生き方などが形づくられていくことを[自己形成]という。さまざまなことを経験し，成功や[失敗]，学びや悩みなどを繰り返すことで促される。

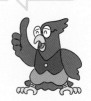

友達や大人などの多様な考えや生き方に触れることで，豊かな心を持った自己が築き上げられていくよ。

❷ 欲求不満やストレスへの対処

☐ 心（大脳）が不安や[緊張]などを感じると，その刺激が神経や[ホルモン]によって体の諸器官まで伝わり，さまざまな変化が現れる。

☐ 何かをしたい，何かが欲しいという心の働きを[欲求]という。

☐ 欲求が満たされないと，いら立ち，悲しみ，不安などの感情が起こり，[欲求不満]の状態に陥る。

☐ 欲求の実現が困難だったり，自分勝手な欲求だったりした場合は，[気持ち]を切り替えたり，ときには[我慢]したりすることも有効である。

☐ 周囲の環境や人間関係，体の疲労などのさまざまな刺激によって，心身に負担がかかっている状態を[ストレス]といい，その原因となるものを[ストレッサー]という。

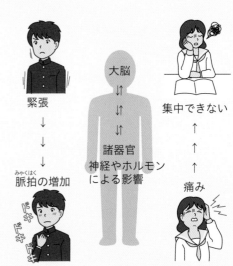

☐ 過度なストレスは心身の健康を損なうことがあるが，[適度]なストレスは行動のはげみや問題解決のきっかけになるので，心身の発達にはむしろ必要なものといえる。

☐ ストレスに対処するには，根本的な[原因]を取り除くことである。そのほか，信頼のできる大人や友達などに[相談]することや規則正しい生活をすることなども有効で，自分に合った対処方法を選ぶとよい。

テストに出る

心と体にはどのような関わりがあるか理解しておこう。欲求不満への対処方法も押さえておこう。

Step
2 予想問題 ● 自己形成，欲求不満や
ストレスへの対処

10分

保健編

【自己形成】

❶ 自己形成について，次の問いに答えなさい。

□ ❶ 次の各文について，正しいものには○を，間違っているものには×を（　　）に書きなさい。

① 自分なりの考え方や行動の方法が形づくられていくことを自己形成という。（　　　）

② 思春期には，自分自身を見つめるもう１人の自分が育っている。
（　　　）

③ 自分自身を冷静に見つめることは，心の発達のうえで大きな意味を持っている。（　　　）

④ 自分らしさを築いていくためには，ありのままの自分を知り，長所のみを受け入れることが大切。（　　　）

> 自己形成では，ありのままの自分を受け入れて，自分を好きになることが大切だよ。

【欲求不満やストレスへの対処】

❷ 欲求不満やストレスへの対処について，次の各問いに答えなさい。

□ ❶ 次の欲求の例を示した語句のうち，生理的欲求にはＡを，社会的欲求にはＢを（　　）に書きなさい。

㋐ 眠りたい　（　　　）　　㋑ グループに入りたい　（　　　）
㋒ 休みたい　（　　　）　　㋓ 自分の能力を発揮したい　（　　　）

□ ❷ 欲求不満のときに見られる行動について，あてはまるものを下の㋐～㋘から選びなさい。

欲求を実現させるために（①　　　　）するが，難しい場合には（②　　　　）から逃避したり，（③　　　　）のせいにしたりするばかりでなく，物や自分を（④　　　　）することもある。

㋐ 他人　　㋑ 努力　　㋒ 現実　　㋓ 攻撃　　㋔ 自分　　㋕ 怠慢　　㋖ 理想　　㋗ 防御

□ ❸ 次の各文のストレス対処の方法として望ましいものには○を，望ましくないものには×を（　　）に書きなさい。

① 他人に相談せず，自分ひとりで解決する。（　　　）

② 趣味に没頭したり，好きな音楽を聞くなどしたりして，気分転換をする。（　　　）

③ 軽い運動や散歩，ストレッチングなどをして心身をリラックスさせる。
（　　　）

④ あまり関係のない人を見つけて，当たり散らす。（　　　）

> ストレスへの対処は，リラクゼーションの方法を身に付けて実行するのもよい方法だよ。

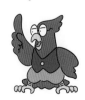

❌ ミスに注意 ❶❶自分なりに物事を考え，判断し，行動するための基準（価値観）が形づくられていくことを自己形成という。

Step 3 予想テスト 心身の発達と心の健康

30分　/100点　目標 70点

❶ 体の各器官の発達について，次の各問いに答えなさい。

□ **1** 次の各文の（　　）から，正しいものを選び，記号で答えなさい。

①（㋐ けが　㋑ 病原体）から体を守る，胸腺やへんとう，骨髄，脾臓などの②（㋐ リンパ器官　㋑ 生殖器）は，小学校高学年から中学生の頃に大きく発育する。思春期に急速に発育する卵巣や精巣などは③（㋐ 生殖器　㋑ 循環器）である。男子・女子それぞれに現れる体の特徴を④（㋐ 発育急進期　㋑ 二次性徴）という。

□ **2** 空気中から取り入れた酸素と体の中でできた二酸化炭素が，肺胞と毛細血管の間で交換される様子を示した図がある。この図が表す仕組みを下の㋐～㋓から選びなさい。

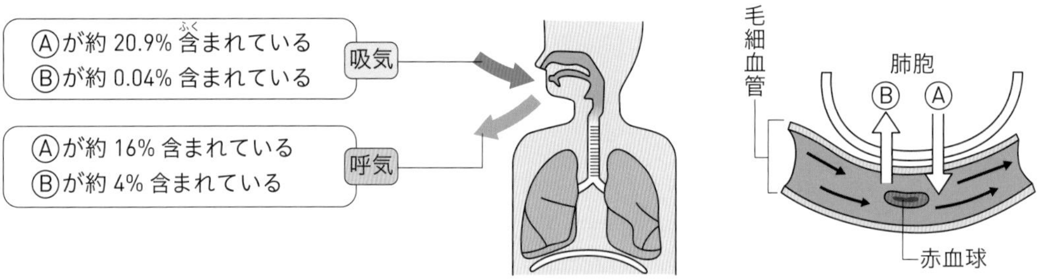
Ⓐが約 20.9% 含まれている
Ⓑが約 0.04% 含まれている
吸気
Ⓐが約 16% 含まれている
Ⓑが約 4% 含まれている
呼気
毛細血管
肺胞
Ⓑ
Ⓐ
赤血球

㋐ ポンプの働き　㋑ ガス交換　㋒ 熱交換　㋓ バッテリー交換

□ **3** 上の図のⒶとⒷにあてはまるもの何か。次の㋐～㋔から選びなさい。

㋐ 窒素　㋑ 酸素　㋒ 二酸化炭素　㋓ 一酸化炭素　㋔ アルゴン

❷ 生殖機能の成熟について，次の各問いに答えなさい。

□ **1** 次の表の（　　）にあてはまるものを下の㋐～㋙から選びなさい。

	女子	男子
思春期の体の変化	下垂体から性腺刺激ホルモンが分泌され，（①）が発達する。（②）の働きで乳房が大きくなる。	下垂体から性腺刺激ホルモンが分泌され，（③）が発達する。（④）の働きでひげが濃くなる。
生殖機能の成熟	成熟した（⑤）を周期的に卵巣外に出す，排卵が起こる。	精巣でつくられた（⑥）を尿道から体外に出す，射精が起こる。
受精・妊娠	子宮をめざして進む精子が，（⑦）で卵子と結合し受精卵となる。　受精卵が子宮内膜に（⑧）し，妊娠する。	

㋐ 精子　㋑ 着床　㋒ 女性ホルモン　㋓ 卵巣　㋔ 男性ホルモン
㋕ 卵子　㋖ 精巣　㋗ 卵管　㋘ 卵胞　㋙ 精管

□ **2** 受精しなかった場合，子宮内膜は剝がれて体外に排出されるが，これを何というか。言葉で答えなさい。

　成績評価の観点　[技]…健康・運動に関する技能　[思]…健康・運動に関わる思考・判断・表現

[点UP] ❸ 情意機能について，次の問いに答えなさい。

□ ❶ 感情の発達（分化）を新生児，乳児，２歳頃，５歳頃に区分して表した図がある。
（　　）にあてはまる語を下の㋐～㋙から選びなさい。

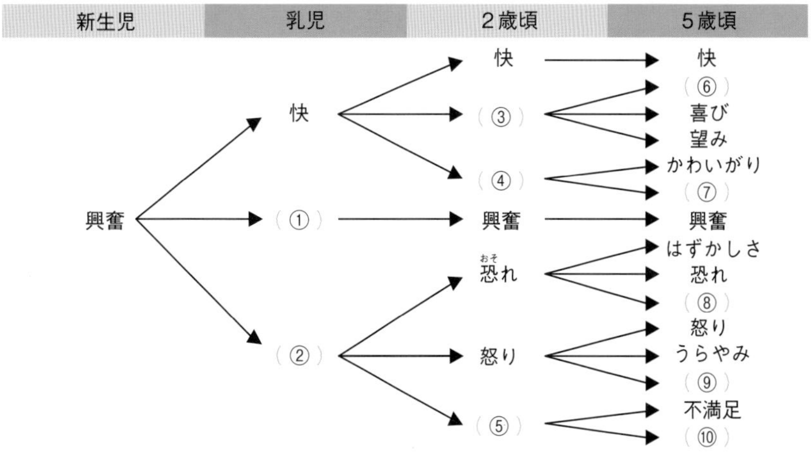

新生児
乳児
２歳頃
５歳頃
興奮
快
（①）
（②）
快
（③）
（④）
興奮
恐れ
怒り
（⑤）
快
（⑥）
喜び
望み
かわいがり
（⑦）
興奮
はずかしさ
恐れ
（⑧）
怒り
うらやみ
（⑨）
不満足
（⑩）

㋐ 興奮　㋑ 愛情　㋒ 失望　㋓ 得意　㋔ 喜び
㋕ 嫌い　㋖ 心配　㋗ 甘え　㋘ 不快　㋙ 不満

❹ 社会性の発達，欲求不満やストレスへの対処について，次の各問いに答えなさい。

□ ❶ 自立について説明した各文がある。
下線部分①～③で間違っているのはどれか。[思]
①思春期になると親や周囲の大人からの自立が始まる。②この時期は親に対して反抗的な態度を取りがちになる。③自立の心が育つと，すぐに自立できる。

□ ❷ 次の各文の（　　）から正しいものを選び，記号で答えなさい。
① 心が不安や緊張を感じると，神経や（㋐ ホルモン　㋑ 下垂体）によって，体の器官に伝わり，さまざまな影響が現れる。
② （㋐ リラックス　㋑ 緊張）すると，心拍数が増えたり，汗をかいたりする。
③ 欲求不満への対処には，気持ちの切り替えや，ときには（㋐ 迷惑をかける　㋑ 我慢する）ことも必要。

❶ 各3点	❶①	②	③	④	❷	❸Ⓐ　Ⓑ
❷ 各4点	❶①	②	③	④		
	⑤	⑥	⑦	⑧	❷	
❸ 各3点	❶①	②	③	④	⑤	
	⑥	⑦	⑧	⑨	⑩	
❹ 各4点	❶	❷①	②	③		

❶　／18点　❷　／36点　❸　／30点　❹　／16点

［解答▶p. 3］

Step 3 予想テスト

1学年のまとめテスト

30分　/100点　目標 70点

❶ 次の各文は，スポーツの必要性と捉(とら)え方について述べている。（　）にあてはまるものを下の㋐～㋙から選びなさい。

□ ❶ スポーツには相手と競い合う，仲間と（①）する，（②）や記録に挑戦(ちょうせん)してできるようになる，感情を表現する，などの楽しみがある。

□ ❷ 現在は，（③）の中で運動が不足しているので，健康を（④）するには，積極的に運動やスポーツを行う必要がある。

□ ❸ スポーツには，元来「（⑤）」「気晴らし」という意味があったが，近代には（⑥）スポーツとして捉えられ，（⑦）や勝敗が重視されるようになった。

□ ❹ 現在は，ジョギングやウォーキングなど誰(だれ)もが気軽に取り組むことができる，（⑧）スポーツも広く行われるようになった。

㋐ 日常生活　㋑ 生涯(しょうがい)　㋒ 競技　㋓ 遊び　㋔ 保持増進　㋕ 記録
㋖ 技　㋗ 交流　㋘ 仕事　㋙ 直流

❷ 運動・食生活・休養と睡眠(すいみん)ついて，次の各問いに答えなさい。

□ ❶ 次の各文の（　）にあてはまる語句を書きなさい。[思]

① （　）が不足すると，貧血や息切れを起こす。
② カルシウムが（　）すると，骨や歯の発育不足を起こす。
③ （　）をとりすぎると，肥満(ひまん)や動脈硬化(どうみゃくこうか)を起こす。
④ （　）が不足すると，視力や抵抗力(ていこうりょく)の低下を起こす。

□ ❷ 次の各文について，正しいものには○を，間違(まちが)っているものには×を書きなさい。

① 中学生の時期は，持久力や筋力がよく発達する。
② 軽い運動は体をリラックスさせるが，ストレス解消には効果がない。
③ 運動や学習，作業を長時間続けていると，心と体の両方が疲労(ひろう)して能率が下がる。
④ 睡眠は，疲労を回復させるほかに，体の持久力を高める働きがある。

点UP

❸ 身体の発育と発達について，次の問いに答えなさい。

□ ❶ 図を見て，次の文の（　）にあてはまるものを下の㋐～㋓から選びなさい。

Aの曲線は（①），へんとうなどの発育，Bは（②），脊髄(せきずい)の発育，Cは骨，筋肉，肺，（③）などの発育，Dは卵巣(らんそう)，（④）などの発育の仕方を示している。

㋐ 脳　㋑ 精巣(せいそう)　㋒ 心臓　㋓ 胸腺(きょうせん)

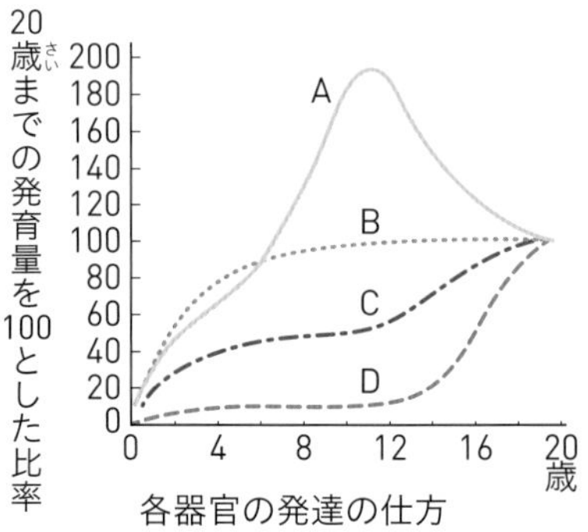

各器官の発達の仕方

❹ 受精と妊娠の仕組みについて，次の問いに答えなさい。

□ ❶ 次の文の（　　）にあてはまる語句を書きなさい。[思]

膣内に放出された精子は，子宮を通って（ ① ）に達する。ここで精子が（ ② ）された卵子と出会って結合すると，受精が起こる。受精した卵子は（ ③ ）となり，細胞分裂を繰り返しながら（ ④ ）に付着する。これを（ ⑤ ）という。この後，（ ③ ）が母体から栄養を受け胎児になり，生まれるまでのこの期間の状態を（ ⑥ ）という。

❺ 心の発達と心と体の関係について，次の各問いに答えなさい。

□ ❶ 右の表の（　　）にあてはまるものを下の㋐～㋕から選びなさい。

㋐ 自主　㋑ 感情
㋒ 判断　㋓ 協調
㋔ 理解　㋕ 意思

	知的機能	情意機能	社会性
働き	・物事を（ ① ）する ・善悪や結果を（ ② ）する	・喜怒哀楽などの（ ③ ） ・物事をなし遂げようとする（ ④ ）	・率先して行動する（ ⑤ ）性 ・互いに助け合う（ ⑥ ）性 ・自分への責任感

□ ❷ 次の各文の下線部が正しいものには○を，間違っているものは正しく書き替えなさい。[思]

① 人に認められたい，自分の能力を発揮したい，という欲求を<u>社会的欲求</u>という。
② 食べたい，眠りたい，安全でいたい，という欲求を<u>個人的欲求</u>という。
③ <u>欲求不満</u>とは，自分欲求が満たされずマイナスの感情が起こっている状態のことである。
④ 自分なりの考え方や行動の仕方が身に付くことを<u>自己認識</u>という。
⑤ 周囲からさまざまな刺激を受け，心身に負担がかかっている状態を<u>ストレッサー</u>という。

❶ 各3点			
❶ ①	②	❷ ③	④
❸ ⑤	⑥	⑦	❹ ⑧

❷ 各3点			
❶ ①	②	③	④
❷ ①	②	③	④

❸ 各3点			
❶ ①	②	③	④

❹ 各3点					
❶ ①	②	③	④	⑤	⑥

❺ 各2点						
❶ ①	②	③	④	⑤	⑥	❷ ①
②	③	④	⑤			

❶ ／24点　❷ ／24点　❸ ／12点　❹ ／18点　❺ ／22点

［解答▶p. 3］

Step 1 基本チェック 生活習慣病・がんとその予防

10分

■ 赤シートを使って答えよう！

❶ 生活習慣病とその予防

☐ 運動不足，偏った食事，過度の飲酒・喫煙などの不適切な[生活習慣]を続けると起こる病気を生活習慣病という。

☐ 日本人の死因の上位を占めるがん・脳卒中・[心臓病]などは，日常の不適切な生活習慣と関係が深い。

☐ 近年は，[子ども]の頃から生活習慣病になる例も増えてきている。

☐ 動物性[脂肪]の多い食事や運動不足の生活を続けていると，動脈が弾力を失って硬くなる[動脈硬化]を発症する。

☐ エネルギー過多の食事や運動不足による[肥満]は，血中のブドウ糖（グルコース）が異常に多くなる[糖尿病]を発症する。

☐ 不十分な歯磨きや[砂糖]のとりすぎなどは，[歯周病]につながる。

☐ 生活習慣病を予防するには，適度な[運動]，栄養バランスのよい食事など，日々の生活を健康的にする必要がある。

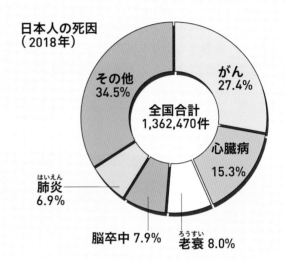

日本人の死因
（2018年）

全国合計
1,362,470件

その他
34.5%

がん
27.4%

心臓病
15.3%

老衰 8.0%

脳卒中 7.9%

肺炎
6.9%

❷ がんとその予防

☐ がんは，正常な細胞の[遺伝子]がきずつき，[がん細胞]に変化して急激に増殖し，胃や腸，肺，肝臓など体のさまざまな器官の働きを妨げる病気である。

☐ 長く生きることによる細胞の変化もがんの要因の１つで，日本人の約[2]人に１人ががんになるといわれている。

☐ 喫煙や[塩分]の多い食事，[野菜]・果物の不足した食事を続けていると，がんを引き起こす危険が高まる。

☐ がんは[自覚症状]がないまま進行するため，[がん検診]などで[早期発見]し，進行を遅らせるなどの早期治療が大切。

がんの要因の１つの細菌やウイルスは，検査によって感染がわかれば，除菌などの治療が可能になるよ。

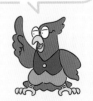

テストに出る
生活習慣病の病気の種類，その原因と予防はよく出る。がんの予防についても復習しておこう。

Step 2 予想問題 ： 生活習慣病・がんとその予防

10分

【生活習慣病とその予防】

❶ 生活習慣病について，次の各問いに答えなさい。

□ ❶ 次の各文について，生活習慣病につながる生活習慣にあてはまるものには○を，あてはまらないものには×を（　　）に書きなさい。

① 1回の食事の中で肉の量が多いが，野菜はほとんどとらない。（　　）

② 1日中座りっぱなしの仕事で，体を動かすことはほとんどない。（　　）

③ 悩み事はその日のうちに忘れ，ストレスをためないようにしている。（　　）

④ 辛い食事が好きで，食べ物の味が薄いと塩を多めに振ってから食べる。（　　）

□ ❷ 次の各文にあてはまる生活習慣病を下の㋐～㋔から選びなさい。

① 血液の中のブドウ糖の量が異常に多くなり，血管に大きな負担がかかる。（　　）

② 血管の内側にコレステロールが蓄積されて，血管は硬くもろくなってしまう。（　　）

③ 脳に血液を送る血管が詰まって血流が悪くなったり，脳の血管が破れたりする。（　　）

④ 心臓の動脈が完全に詰まってしまい，心臓の筋肉細胞が壊死する。（　　）

㋐ 脳卒中　　㋑ 糖尿病　　㋒ がん　　㋓ 動脈硬化　　㋔ 心筋梗塞

□ ❸ 次の文は，何について説明したものか。言葉で答えなさい。
内臓脂肪の蓄積に加えて，高血圧・高血糖・脂質異常のうち2つ以上があてはまる状態のこと。この状態になると，生活習慣病になる危険性が急激に高くなる。
内臓脂肪症候群ともよばれる。（　　　　　　　　　　）

がんの予防も生活習慣病の予防と同じだよ。

【がんとその予防】

❷ がんについて，次の各問いに答えなさい。

□ ❶ 次の文の（　　）にあてはまる語句を下の㋐～㋕から選びなさい。

がんは，正常な細胞の（①　　）にきずがつくことでがん細胞に変化し，そのがん細胞が（②　　）して，胃や腸，肺などさまざまな器官の働きを妨げる病気である。がんの要因には，細菌や（③　　）などの感染があり，がんの（④　　）のために，健康診断や（⑤　　）を受けることが大切である。

㋐ ウイルス　　㋑ 遺伝子　　㋒ 早期発見　　㋓ がん検診　　㋔ 増殖　　㋕ 壊死

□ ❷ がんの危険性を減らす健康習慣にあてはまらないものを次の㋐～㋕から選びなさい。（　　）

㋐ 飲酒　　㋑ 禁煙　　㋒ 食生活の見直し　　㋓ 適正な体重を維持する

㋔ がん検診　　㋕ 適度な運動をする

・・・

❌ ミスに注意 ❶❶生活習慣病とは，運動や食事，休養や睡眠，喫煙や飲酒などの生活習慣（ライフスタイル）が原因となって，その発病や進行に深く関わる病気のことである。

Step 1 基本チェック ● 喫煙(きつえん)・飲酒と健康

 10分

赤シートを使って答えよう！

❶ 喫煙と健康

□ たばこの煙(けむり)には，ニコチン・［ タール ］・一酸化炭素などの［ 有害物質 ］が含(ふく)まれている。

たばこの煙の中の主な有害物質

有害物質	［ ニコチン ］	［ タール ］	［ 一酸化炭素 ］
悪影響	血管の［ 収縮 ］，依存性がある	発がん性物質を多く含む	［ 酸素 ］の運搬(うんばん)能力の低下，血管を傷付ける

□ たばこを吸うと，［ 毛細血管 ］が収縮し血圧が上昇(じょうしょう)する。また，ニコチンには［ 依存性 ］(いぞんせい)があり，喫煙が習慣になると，やめることが難(むずか)しくなる。

□ 長期間喫煙を続けると，がんや脳卒中，［ 慢性閉塞性肺疾患 ］(まんせいへいそくせいはいしっかん)(COPD)，心臓病などの病気にかかりやすくなる。

□ ［ 喫煙開始 ］年齢(ねんれい)が早いと喫煙期間も長くなり，病気にもかかりやすくなるため，20歳未満の喫煙は［ 法律 ］で禁じられている。

□ 喫煙者がたばこから吸い込む煙を［ 主流煙 ］(しゅりゅうえん)，たばこの先から出る煙を［ 副流煙 ］(ふくりゅうえん)という。喫煙者の周囲にいる人がそれらの煙を吸い込むことを［ 受動喫煙 ］という。

❷ 飲酒と健康

□ 酒類の主成分の［ アルコール ］(エチルアルコール，エタノール)は脳や［ 神経 ］の働(さまた)きを妨げ，思考力や自制心，［ 運動能力 ］を低下させる。

□ アルコールは主に［ 肝臓 ］(かんぞう)で分解されるが，その能力には個人差があり，限界を超えて大量に飲酒すると［ 血中アルコール ］濃度(のうど)が異常に上がり，心身の働きにさまざまな悪影響が現れる。

□ 一気飲みなど短期間の大量飲酒は，アルコールの［ 急性中毒 ］を引き起こす。

□ アルコールには［ 依存性 ］があり，多量の飲酒を続けると飲酒がやめられない［ アルコール依存症 ］になる。

□ ［ 20 ］歳未満が飲酒すると，体のさまざまな器官に障害が起こりやすくなる。そのため［ 法律 ］で禁止されている。

> 心と体が発達する時期に喫煙と飲酒をすると，体に悪影響を与えるだけでなく，依存症になりやすくなる。20歳未満は喫煙と飲酒は禁じられているよ。

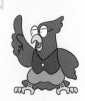

テストに出る 喫煙とアルコールが体に与(あた)える影響(えいきょう)はよく出る。主流煙，副流煙，受動喫煙の関係も覚(おぼ)えておこう。

Step 2 予想問題　喫煙・飲酒と健康

10分

【喫煙の健康への影響】

❶ 喫煙の健康への影響について，次の各問いに答えなさい。

□ ❶ 次の各文の（　）から，正しいものを選び記号で答えなさい。

① たばこの煙に含まれるニコチンや（㋐ 二酸化炭素　㋑ 一酸化炭素）によって，喫煙すると（㋒ 筋肉　㋓ 毛細血管）の収縮，運動能力の低下，心臓への負担などの影響が現れる。（　　　）

② 喫煙開始の年齢が早いほど，がんや（㋐ 糖尿病　㋑ 心臓病）になる可能性が高かったり，ニコチンの（㋒ 依存症　㋓ 感染症）に陥りやすくなったりする。そのため，（㋔ 18歳　㋕ 20歳）未満の喫煙は法律で禁止されている。（　　　）

□ ❷ たばこの煙に含まれる次の有害物質①～③にあてはまる説明を下の㋐～㋒から選びなさい。

① 一酸化炭素（　　）　② タール（　　）　③ ニコチン（　　）

㋐ 発がん物質を含み，がんにかかりやすくなる

㋑ 血液の酸素運搬能力が低下する

㋒ 依存症を引き起こす

【飲酒の健康への影響】

❷ 飲酒の健康への影響について，次の各問いに答えなさい。

□ ❶ 次の各文の内容が正しいものには○を，間違っているものには×を（　）に書きなさい。

① 酒の主成分はアルコールである。（　　）

② アルコールは主に肝臓で分解される。（　　）

③ 体内でアルコールを処理する際にできるアセトアルデヒドは無害である。（　　）

④ 「酒は百薬の長」といわれるように，健康のために毎日飲んだほうがよい。（　　）

⑤ 未成年で酒を飲み始めると，体に障害が起こりやすく，アルコール依存症になりやすくなる。（　　）

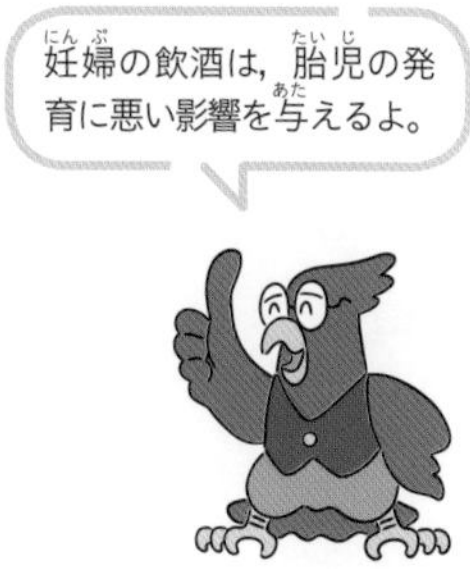
妊婦の飲酒は，胎児の発育に悪い影響を与えるよ。

□ ❷ アルコール依存症や過度の飲酒が引き起こす影響について，正しいものを次の㋐～㋔からすべて選びなさい。（　　　　）

㋐ 性格が変わる　㋑ 肝臓などの臓器の病気

㋒ 運動能力が上がる　㋓ 手足の震え

㋔ 仕事や人間関係が良好になる

ヒント　❶❶喫煙をすると血管が収縮し，血液が流れにくくなり，皮膚温度が低下する。

ミスに注意　❷❶アセトアルデヒドは，吐き気や頭痛などの原因となる。

［解答▶p. 4］

Step 1 | **基本チェック** | **薬物乱用と健康，喫煙・飲酒・薬物乱用のきっかけ**

 10分

■ 赤シートを使って答えよう！

❶ 薬物乱用と健康

- □ 医療以外の目的で［ 医薬品 ］を使ったり，医療目的以外の薬物を［ 不正 ］に使用したりすることを［ 薬物乱用 ］という。

- □ 薬物乱用の対象となる薬物は［ 大麻 ］，覚醒剤，麻薬（MDMA・LSD，コカイン），シンナーなどがある。これらは［ 脳 ］に直接作用して心身に悪影響を及ぼす。

- □ 薬物には［ 依存性 ］があり，乱用によって，［ 人格 ］形成を妨げ，家庭や学校，友人との問題を起こす。幻覚や妄想の影響で［ 犯罪 ］を起こすこともある。

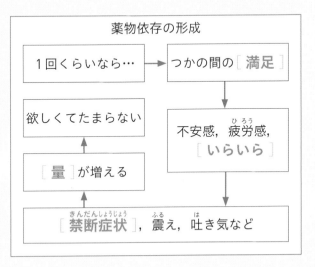

薬物依存の形成

1回くらいなら… → つかの間の［ 満足 ］

欲しくてたまらない

不安感，疲労感，［ いらいら ］

［ 量 ］が増える

［ 禁断症状 ］，震え，吐き気など

❷ 喫煙・飲酒・薬物乱用のきっかけ

- □ 喫煙・飲酒・薬物乱用のきっかけは，社会への［ 悪影響 ］や害に関する知識の不足，誘われたときに［ 断る ］意思の欠如，自暴自棄な心理状態など個人の要因がある。

- □ 個人の要因以外に，周囲の誘い，テレビや雑誌などの宣伝や［ 広告 ］，入手のしやすさなど，［ 社会的環境 ］の要因もある。

- □ 喫煙・飲酒・薬物乱用を行わないためには，これらの害を知り，絶対に手を出さないという［ 意思 ］を強く持つことや，誘われたときに断る［ 対処能力 ］を高めることが重要である。

- □ 喫煙・飲酒の害を知らせる情報提供や購買意欲をあおる宣伝・広告の［ 規制 ］，年齢確認など社会的環境への対策が行われている。薬物については，乱用防止のほかに，密売・密輸を防ぐ法律の整備や，［ 取り締まり ］の強化などが行われている。

> 「1回だけなら大丈夫」「すぐにやめられる」「かっこいい」などの心理状態や考え方が薬物乱用につながるよ。

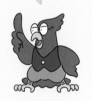

 テストに出る 乱用される薬物とその害，社会への悪影響を覚えておこう。喫煙・飲酒・薬物乱用につながる社会的環境の要因も忘れずにチェックしよう。

Step 2　予想問題　薬物乱用と健康，喫煙・飲酒・薬物乱用のきっかけ

10分

【薬物乱用と健康】

❶ 薬物乱用と健康について，次の各問いに答えなさい。

□ **❶** 次の文の（　　）にあてはまるものを下の㋐〜㋔から選びなさい。

覚醒剤（かくせいざい）を使用すると，（　①　）が高まったり疲労感（ひろう）が消えたように感じたりするが，薬が切れると激しい（　②　）や疲労感，憂鬱感（ゆううつ）に襲（おそ）われる。乱用を続けると（　③　）や妄想（もうそう）が現れるほか，体が急激に痩（や）せ衰（おとろ）えるなどの（　④　）も現れる。１回の使用でも（　⑤　）が止まったり，脳の血管が破れたりして死亡することもある。

㋐ 幻覚（げんかく）　　㋑ 気分　　㋒ 身体的影響（えいきょう）　　㋓ 呼吸　　㋔ 脱力感（だつりょく）

□ **❷** 次の各文は薬物の乱用による影響を示している。

社会への悪影響にあてはまるものはどれか。次の㋐〜㋓から選びなさい。（　　　）

㋐ 幻覚や妄想が現れ，性機能の障害や白血球の減少などが起こることがある。

㋑ 幻覚や妄想が現れ，体が痩（や）せたり，歯が抜（ぬ）けたりする。

㋒ 薬物が欲しくて，強盗（ごうとう）や密売などの犯罪を起こすようになる。

㋓ 疲労感がなくなったように感じるが，薬の効果がなくなると脱力感や憂鬱感に襲（おそ）われる。

> 大麻（たいま）や覚醒剤などの薬物乱用は，心身に大きな影響を及ぼすよ。

【喫煙・飲酒・薬物乱用のきっかけ】

❷ 喫煙・飲酒・薬物乱用のきっかけについて，次の問いに答えなさい。

□ **❶** 次の各文の内容が正しいものには○を，間違（まちが）っているものには×を（　　）に書きなさい。

① 薬物乱用や飲酒のきっかけは好奇心（こうきしん）や自分の心理状態で，周囲からの影響はない。（　　）

② 20歳未満の喫煙や飲酒の禁止，薬物乱用防止の呼びかけが行われている。（　　）

③ たばこや酒には，害を知らせる警告表示があるが，販売（はんばい）方法には規制はない。（　　）

④ 喫煙・飲酒・薬物の使用を誘われたときは，はっきりと断る勇気や意思が大切である。（　　）

⑤ たばこの宣伝・広告について，国際的に日本は最（もっと）も厳（きび）しいといわれている。（　　）

- -

❌ ミスに注意 ❶❷薬物乱用は，乱用する人だけの問題ではない。

💡 ヒント ❷❶喫煙・飲酒・薬物乱用のきっかけには，個人の要因と社会的環境の要因がある。

保健編

Step 3 予想テスト 　健康な生活と病気の予防②

⏱ 30分　／100点　目標 70点

❶ **生活習慣病について，次の各問いに答えなさい。**

□ ❶ 次の各文の下線部が正しいものには〇を，間違っているものは正しく書き替えなさい。思

　① 運動不足やカロリー過多の食事を続けていると，内臓脂肪が蓄積して<u>メタボリックシンドローム</u>を引き起こす。

　② 糖尿病は，血液に含まれる<u>ヘモグロビン</u>の濃度が異常に高くなる病気で，進行すると毛細血管が壊されて腎臓で尿がつくられなくなったり，失明したりする。

　③ 脂質の多い食事ばかりをとっていると，血管の内側に<u>コレステロール</u>が蓄積されるため，動脈が硬く，もろくなる。

　④ <u>脳出血</u>は，脳の血管が詰まってその先に血液が行き渡らないために脳細胞が死滅する病気で，脳卒中の一種である。

□ ❷ 生活習慣病の予防として必要なことをまとめた表がある。
　（　　　）にあてはまるものを下の㋐～㋕から選びなさい。

健康増進・発病予防	●運動　●栄養　●（ ① ）　●禁煙　●適度な飲酒
早期発見・（ ② ）	●（ ③ ）　●検査
個人の取り組みを支援する（ ④ ）の整備	●（ ⑤ ）の整備　●さまざまな健康づくり活動 ●（ ⑥ ）の提供　●健康診査・健康指導

　㋐ 健康情報　㋑ 自己管理　㋒ 休養・睡眠　㋓ 早期治療　㋔ 社会的環境　㋕ 運動施設

❷ **がんについて，次の問いに答えなさい。**

□ ❶ 次の文の（　　　）にあてはまるものを下の㋐～㋗から選びなさい。

　がんは（　①　）を受けて，早期発見をすることで，治る可能性が高くなる。現在，がんの治療には主に（　②　）（手術），（　③　）（抗がん剤），（　④　）の3つの方法がある。がんの治療を受けながら，学校や仕事を続けている人などもいる。がんへの正しい理解を持つことで，だれもが（　⑤　）社会をつくることにつながる。

　㋐ 暮らしやすい　㋑ 化学的治療　㋒ がん検診　㋓ 外科的治療
　㋔ 放射線治療　㋕ 暮らしにくい　㋖ 歯科検診　㋗ 発毛治療

❸ **喫煙や飲酒と健康について，次の各問いに答えなさい。** 点UP

□ ❶ 次の各文のうち正しいものには〇を，間違っているものには✕を書きなさい。

　① たばこの主流煙と副流煙には多くの有害物質が含まれている。

　② 喫煙しなければ20歳未満でもたばこを買うことはできる。

　③ 受動喫煙とは喫煙者からたばこをもらって喫煙すること。

　④ 妊婦の喫煙は，胎児の発育に悪影響を及ぼすことがある。

□ ❷ 飲酒の心身への影響をまとめた表がある。
（　　）にあてはまるものを下の㋐～㋖から選びなさい。

血中アルコール濃度	0.02～0.15%	0.16～0.30%	0.31～0.40%	0.41～0.50%
脳の状態	（ ① ）をつかさどる部分が少しまひする。	小脳がまひして，（ ② ）が低下する。	（ ③ ）をつかさどる部分がまひする。	（ ④ ）がまひする。
酔いの状態	気が大きくなる。立つとふらつく。	（ ⑤ ）。吐き気がする。	（ ⑥ ）。意識がはっきりしない。	（ ⑦ ）を失う。死亡することもある。

㋐ 記憶　㋑ 理性　㋒ 脳全体　㋓ 足がフラフラになる　㋔ 運動機能
㋕ まともに立てない　㋖ 意識

❹ 喫煙・飲酒・薬物乱用，薬物と健康について，次の各問いに答えなさい。

□ ❶ 喫煙・飲酒・薬物乱用のきっかけを示した次の各文①～④について，個人の要因にはⒶを，社会的環境の要因にはⒷを書きなさい。

① 周囲の人が簡単に薬物を入手している。
② 飲酒の誘いを断ることができない。
③ 喫煙することがかっこいいと思っている。
④ インターネットやテレビで飲酒の宣伝や広告を多く見ることがある。

□ ❷ 薬物について説明した次の文の（　　）にあてはまるものを下の㋐～㋕から選びなさい。

薬物を使用すると，薬物の成分が直接（ ① ）に作用するため，心身に大きな害を及ぼすことになる。薬物には（ ② ）があるため，繰り返し使用することで自分の（ ③ ）ではやめられなくなる。薬物が切れると震えや疲労感，吐き気などの身体的苦痛に襲われる（ ④ ）が起こる。

㋐ 禁断症状（依存症状）　㋑ 依存性　㋒ 脳　㋓ 意思　㋔ 自立性　㋕ 腹

❶ 各2点	❶ ①	②	③	④			
	❷ ①	②	③	④	⑤	⑥	
❷ 各3点	❶ ①	②	③	④	⑤		
❸ 各3点	❶ ①	②	③	④			
	❷ ①	②	③	④	⑤	⑥	⑦
❹ 各4点	❶ ①	②	③	④	❷ ①	②	③ ④

❶ ／20点　❷ ／15点　❸ ／33点　❹ ／32点

［解答▶p. 4］

Step 1 基本チェック 傷害の原因と防止／交通事故の現状と原因／交通事故の防止 10分

■ 赤シートを使って答えよう！

❶ 傷害の原因と防止

□ 中学生の頃に起こる死亡事故の大半が，[交通]事故と水難事故である。

□ 学校で起こる事故による傷害は，主に運動部の部活動や[体育]の授業で多く発生している。

□ 傷害は，[人的]要因と環境要因が互いに関わり合うことで起こる。

□ [人的]要因とは[危険]な行動や不安定な[心身]の状態であり，環境要因とは危険な物や場所，施設・設備や自然の[悪条件]などである。

□ 人的要因については，状況を把握・判断して安全な行動をとること，つまり，[危険予測]・[危険回避]の能力を身に付けることが大切である。

□ 危険な物や場所に関する点検・整備・[改善]などの処置をとることで，環境要因をなくしていく。

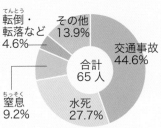

●10〜14歳の事故死（2018年）
転倒・転落など 4.6% その他 13.9% 交通事故 44.6% 合計65人 窒息 9.2% 水死 27.7%
（厚生労働省『人口動態統計』）

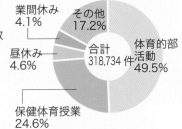

●中学校での傷害・疾病（2018年度災害共済給付分）
業間休み 4.1% その他 17.2% 合計318,734件 体育的部活動 49.5% 昼休み 4.6% 保健体育授業 24.6%
（日本スポーツ振興センター『学校の管理下の災害［令和元年度版］』）

❷ 交通事故の現状と原因／交通事故の防止

□ 中学生の交通事故は，[自転車]に乗っているときに最も多く起こっている。

□ 中学生の交通事故の原因は，無謀な運転や交通[ルール]を守らないことなどによるものが多い。また，[悪天候]や狭い道路，[見通し]のきかない夜間の運転などの環境要因も関係している。

□ 自転車は，二輪なので[バランス]を崩しやすい。このような特性や自転車の整備不良などを[車両]要因といい，事故の発生に関係している。

□ 近年は自転車と[歩行者]，[自転車]どうしの交通事故も多く発生していることが問題になっている。

□ 交通事故による傷害を防止するためには，道路交通法に基づいた[交通規則]を守って安全に行動することが重要である。

中学生の事故はどのような状況で起こるか，しっかりまとめておこう！

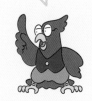

 テストに出る 傷害の人的要因と環境要因を整理しておこう。交通事故の人的要因，環境要因，車両要因もよく出る。

Step 2 予想問題 傷害の原因と防止／交通事故の現状と原因／交通事故の防止

⏱ 10分

【傷害の原因と防止】

❶ 傷害の原因と防止について，次の各問いに答えなさい。

□ ❶ 次の文の（　　）にあてはまるものを下の㋐～㋕から選びなさい。

中学生の（①　　　）事故で最も多いのは，（②　　　）事故で，その次に多いのが（③　　　）事故である。（②　　　）事故は（④　　　）運転中の事故が最も多い。また，運動部の部活動や（⑤　　　）の授業中の傷害事故も多い。

㋐ 水難　㋑ 交通　㋒ 死亡　㋓ 体育　㋔ 自転車　㋕ オートバイ

□ ❷ 傷害を防ぐための対策として，人的要因に対して状況（じょうきょう）を把握（はあく）し，判断して，安全に行動する能力を何というか。言葉で答えなさい。

（　　　　　　　　）

【交通事故の現状と原因／交通事故の防止】

❷ 交通事故の現状と原因，その防止について，次の各問いに答えなさい。

□ ❶ 次の各文の交通事故の原因について，人的要因にはⒶを，環境要因にはⒷを，車両要因にはⒸを書きなさい。

① 電球が切れてライトが点灯しない自転車。（　　）
② 見通しが悪い急カーブ。（　　）
③ 睡眠（すいみん）不足で頭がぼんやりしていた。（　　）
④ 友だちに誘（さそ）われて自転車の２人乗りをした。（　　）

交通事故を防ぐには交通環境の整備とともに，車両の点検・整備も大切だよ。

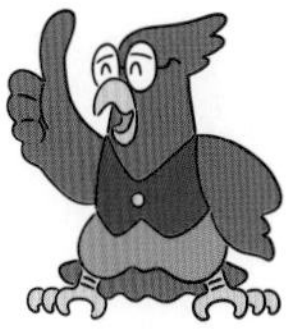

□ ❷ 次の各文は自動車の車両特性である。その名称（めいしょう）を下の㋐～㋔から選びなさい。

① 自動車の後輪が，前輪より内側を通ること。（　　）
② ブレーキが効（き）き始めるまでに車が走る距離（きょり）。（　　）
③ ブレーキが効き始めてから車が止まるまでの距離。（　　）
④ 自動車の運転者からは見えない部分。（　　）

㋐ 制動距離　㋑ 内輪差　㋒ 死角　㋓ 空走距離　㋔ 停止距離

□ ❸ 次の各文の交通事故の発生要因について，正しいものには○を，間違っているものには×を（　　）に書きなさい。

① 自転車は二輪だがバランスが崩れにくい。（　　）
② 交通事故の発生要因は，人的要因と車両要因である。（　　）
③ 環境要因には，豪雨（ごうう）や強風などの悪天候も含（ふく）まれる。（　　）

💡ヒント ❶❷危険となる物に気づいて傷害の発生を予測することと，それに基づいて，未然に防ぐ行動をとること。

［解答▶p. 4］

Step 1 基本チェック 犯罪被害の防止／自然災害に備えて

 10分

■ 赤シートを使って答えよう！

❶ 犯罪被害の防止

☐ 犯罪被害が起こりやすい場所は，誰もが［ 出入り ］できる場所，昼間でも［ 暗い ］場所，周囲から［ 見えにくい ］場所などで，道路や公園，駐車場などがあてはまる。

☐ 犯罪被害を防ぐには常に［ 危険を予測 ］して，危険を感じた場合は，その場から［ 逃げる ］，大声を出す，防犯［ ブザー ］を鳴らすなど，状況に応じて適切な行動をとる必要がある。

☐ 地域の人々の防犯の取り組みとしては，地域の人たちの自主的な見回りの活動である［ 防犯パトロール（防犯ボランティア） ］や，犯罪被害に遭いそうな子どもを保護して警察に通報する［ 子ども110番の家 ］などがある。

●犯罪が起こりやすい場所
・［ 高い ］塀や生け垣が続く道
・落書きや［ ごみ ］が放置されている場所
・放置自転車や［ 路上 ］駐車が多い場所など

●犯罪が起こりやすい場面
・エレベーターなどの［ 密室 ］で知らない人と2人きりになる。
・音楽を聞いているなど，［ 周囲 ］への注意が及ばない。

❷ 自然災害に備えて

☐ 地震，台風，大雨，大雪，［ 火山 ］の噴火などの自然現象による被害を［ 自然 ］災害という。

☐ 地震は発生の予測が難しいので被害が［ 大きい ］。さらに，建物の倒壊，家具の転倒，器物の落下などの［ 一次 ］災害によって死傷者が出ることもある。

☐ 地震によって発生する［ 津波 ］や土砂崩れ，火災，［ 液状化 ］現象などの［ 二次 ］災害によって被害が拡大することも少なくない。

家から避難する際には，コンロなどの火を消す，ガスの元栓を閉める，電気のブレーカーを切るなどして，災害の防止に努めることも大切だね。

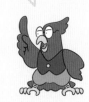

☐ 自然災害が発生したら，テレビ・［ ラジオ ］，インターネットなどから［ 正確 ］な情報を入手し，落ち着いて状況判断を行い，素早く［ 安全 ］に行動しなければならない。

☐ 大きな地震の場合は，［ 緊急地震速報 ］によって事前に情報を得られることもある。

☐ 地震が発生したら，まず，机やテーブルの下に隠れるなどして［ 身の安全 ］を確保し，地震が収まったら玄関のドアや窓を開けて［ 避難経路 ］を確保する。

 テストに出る　犯罪が起こりやすい場面や場所はよく出る。また，災害への備えと発生時の行動を覚えておこう。

Step 2 予想問題 犯罪被害の防止／自然災害に備えて

10分

【犯罪被害の防止】

❶ 犯罪被害の防止について，次の各問いに答えなさい。

☐❶ 次の文の（　　）にあてはまるものを下の㋐〜㋖から選びなさい。

犯罪が起こりやすい場所の1つに，（①　　）が自由だが人通りが少なく，（②　　）につきにくい駐車(輪)場がある。また，暗い路地，（③　　）の少ない公園などでも起こりやすい。犯罪被害を防ぐには，このような環境を改善するほか，自治体や（④　　）と協力してボランティアの人々が（⑤　　）するなど，地域ぐるみの活動も重要である。

㋐ 出入り　　㋑ 照明　　㋒ 人目　　㋓ 警察　　㋔ パトロール　　㋖ ごみ

☐❷ 犯罪被害が起こりそうな場所や場面を示した次の各文がある。
危険を回避するための適切な行動を下の㋐〜㋒から選びなさい。

① 立体駐車場にとめた車の近くで人を待っていた。（　　）

② エレベーターで知らない人と2人きりになる。（　　）

③ 夜遅くに繁華街に1人で行く。（　　）

㋐ 危険だと思う場所には近づかない　　㋑ 人通りがない場所には滞在しない

㋒ 被害に遭いそうになったら大声で助けを求める

【自然災害に備えて】

❷ 自然災害とその備えについて，次の各問いに答えなさい。

☐❶ 次の各文の自然災害について，正しいものには○を，間違っているものには×を（　　）に書きなさい。

① 1995年の阪神・淡路大震災では，建物の倒壊など二次災害による死者が多かった。（　　）

② 地震が発生したときは，机の下に入り，座布団などで頭を守る。（　　）

③ 大きな地震の場合，発生する直前に緊急地震速報が出されることもある。（　　）

☐❷ 災害時の連絡先や避難場所について説明した次の文の（　　）にあてはまるものを下の㋐〜㋓から選びなさい。

災害時には電話が通じなくなることがある。そのため，安否確認のためのサービス（①　　）「171」やインターネットを利用した（②　　）「web171」を活用する。電気やガス，水道などの（③　　）が絶たれると，復旧まで（④　　）で生活することになるため，普段からその場所を確認しておくことが大切。

㋐ 避難場所　　㋑ 災害用伝言ダイヤル　　㋒ ライフライン　　㋓ 災害用伝言板

2011年の東日本大震災では，津波などの二次災害によって被害が広がったね。

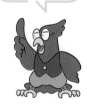

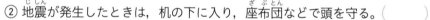

💡 ヒント ❶❷状況に応じた適切な行動をとる必要がある。

✖ ミスに注意 ❷❶二次災害は地震に伴って起こる津波や地割れ，液状化現象などの災害のこと。

Step 1 基本チェック 応急手当の意義と基本

10分

■ 赤シートを使って答えよう!

❶ 応急手当の意義と基本

☐ 応急手当には，傷病者（けが人や病人）の［生命］を救う，苦痛や不安を［和らげる］，けがや病気の［悪化］を防ぐ，［回復］を促すなどの効果がある。

☐ 心停止や［呼吸］停止など生命に関わる場合は，手当の開始時期が［早い］ほど助かる可能性が高くなる。

☐ ［心肺蘇生］では，胸の中央を手で1分間に約100〜120回のテンポで強く押す［胸骨圧迫］を行う。［人工呼吸］ができる場合は，［胸骨圧迫］30回と［人工呼吸］2回を交互に行う。

応急手当の一般的な流れ

傷病者を発見
↓
［周囲］の状況確認
↓
［反応］の有無を確認 → 反応がある → 安静・観察（けががある場合はその［応急手当］）必要に応じて119番通報

反応がない
↓
助けを求め，［119番］通報，AED依頼
↓
胸骨圧迫・人工呼吸などの［心肺蘇生］を行う → ［AED］が近くにあれば使用

❷ きずの応急手当

☐ きずの手当は，［出血］を止める，［細菌］の感染を防ぐ，［痛み］を和らげる，の3つが基本である。

☐ 出血が多い場合は，生命に危険が及ぶので，直ちに［止血］するのが重要である。止血法の基本は，ガーゼなどをきず口に直接当てて強く押し付ける［直接圧迫止血法］である。

☐ 骨折の手当は，患部を板や雑誌などで動かないように［固定］した後に医療機関に行く。

☐ 脱臼の場合は，患部を［固定］せず，安静にして医療機関へ行く。

☐ 捻挫では［腫れ］や内出血が見られる。患部の冷却と安静が基本だが，［足首］の捻挫で，歩く必要があるときは，固定包帯をする。

> 直接圧迫止血法での止血後は，ガーゼや布の上から包帯を少し強めに巻くようにするよ。

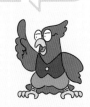

テストに出る 応急手当の流れと心肺蘇生法はよく出る。きずの手当の基本やそれぞれの方法も復習しておこう。

Step 2 予想問題　応急手当の意義と基本　10分

【応急手当の意義と基本】

❶ 応急手当の意義と基本について，次の各問いに答えなさい。

□ ❶ 次の文の（　　）にあてはまるものを下の㋐〜㋕から選びなさい。

けがや病気が発生したときに，近くに居合わせた人が（①　　）に施す手当が応急手当である。適切に行われれば生命を救うだけでなく，（②　　）を和らげて（③　　）の効果を高め，回復も早まる。特に，（④　　）が停止している場合は，少しでも早く（⑤　　）や人工呼吸などの心肺蘇生を行う必要がある。

㋐ 治療　㋑ 心肺機能　㋒ 一時的　㋓ 胸骨圧迫　㋔ 苦痛　㋕ 救急車

□ ❷ 次の文の（　　）にあてはまるものを下の㋐〜㋓から選びなさい。

（①　　）をする場合は，まず片方の手のひらを（②　　）に当てる。もう一方の手は指2本で（③　　）を押し上げ，頭部を後ろに反らせて気道を開く。なお，口の中に（④　　）がある場合は取り除く。

㋐ 異物　㋑ 下あご　㋒ 額　㋓ 気道確保

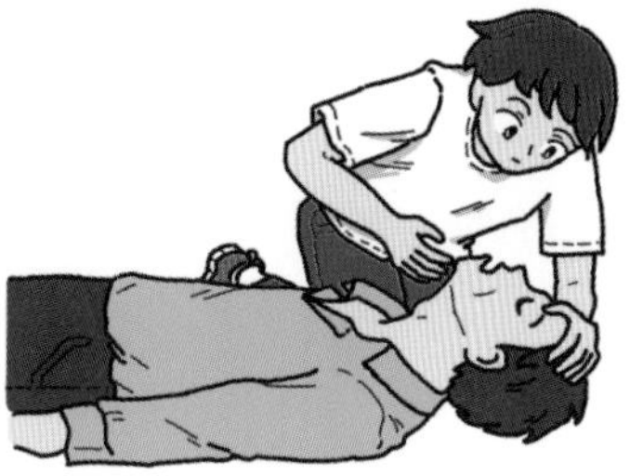

【きずの応急手当】

❷ きずの応急手当について，次の問いに答えなさい。

□ ❶ 次の文の内容が正しいものには○を，間違っているものには×を（　　）に書きなさい。

① 切りきずやすりきずで血が出たら，そのまますぐに清潔なガーゼやハンカチできず口を強く押さえる。（　　）

② 止血法の基本は，間接圧迫止血法である。（　　）

③ 骨折をした場合は，折れた場所を雑誌や板，棒などで固定してから医療機関に行く。（　　）

④ 捻挫をして痛みや腫れがなかなか引かない場合は，患部を温めるとよい。（　　）

⑤ 脱臼したときは患部を固定しないで，安静にして医療機関へ行く。（　　）

⑥ 包帯は，一般に心臓に近い方から巻くとよい。（　　）

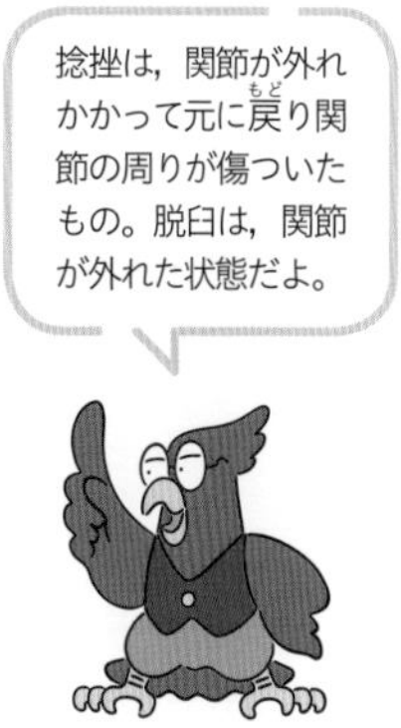
捻挫は，関節が外れかかって元に戻り関節の周りが傷ついたもの。脱臼は，関節が外れた状態だよ。

[×] ミスに注意　❶❷傷病者が意識を失っていると舌根が落ち込むため，気道がふさがる。

💡 ヒント　❷❶皮膚や粘膜がきずついているときは，細菌感染の危険があるので，まず水できず口をきれいに洗うことが大切。

Step 3 予想テスト

傷害の防止

30分　　/100点　目標 70点

❶ 傷害や交通事故の防止について，次の各問いに答えなさい。

□ ❶ 次の①と②のイラストの傷害や事故について，Ⓐ人的要因とⒷ環境要因をそれぞれ下の㋐～㋓から選びなさい。

①

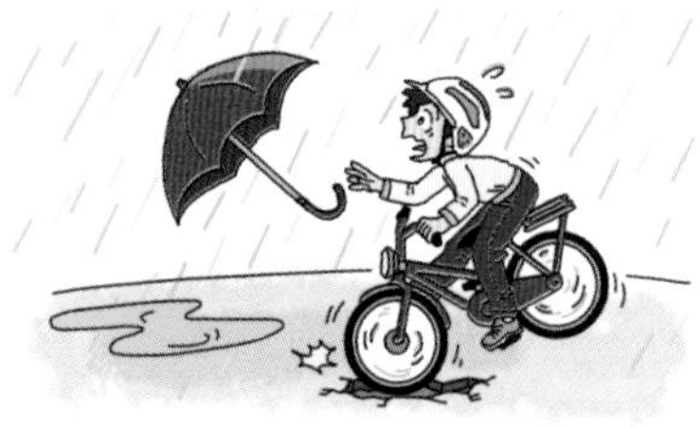

②

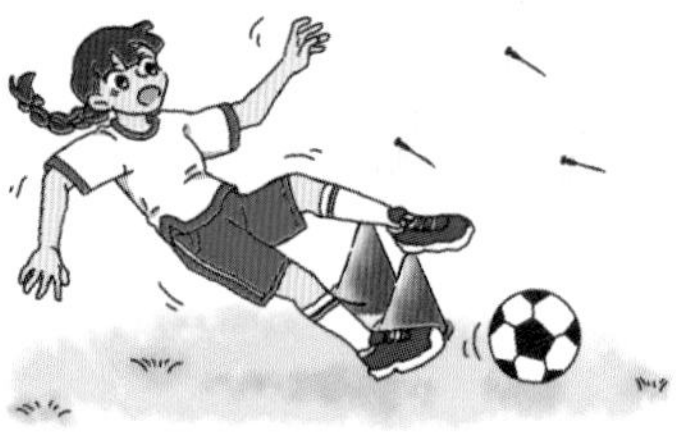

㋐ 規則を守っていなかった。　　㋑ 注意力が散漫だった。

㋒ 備品が片付けられていなかった。　　㋓ 地面の状態がよくない場所だった。

□ ❷ 交通事故について，次の各文の（　　）から正しいものを選び，記号で答えなさい。

① 交通事故による傷害を防ぐには，まず，周囲の状況から危険を察知する（㋐ 危険予測　㋑ 危険回避）の能力を身に付けることが大切である。

② ブレーキを整備せず，あまり効かなくなっている自転車は，交通事故の（㋐ 人的要因　㋑ 車両要因）にあてはまる。

③ 見通しの悪いカーブは交通事故の（㋐ 顕在危険　㋑ 潜在危険）にあてはまる。

④ 自動車が角を曲がるとき，内輪差で後輪は前輪よりも（㋐ 外側　㋑ 内側）を通る。

⑤（㋐ 道路交通法　㋑ 自転車安全利用五則）では，自転車が歩道を走行する場合は，歩行者を優先して車道側を徐行するようにすすめられている。

❷ 犯罪の危険や防止について，次の各問いに答えなさい。

□ ❶ 次の各文の内容が正しいものには○を，間違っているものには×を（　　）に書きなさい。

① 誰もが自由に出入りできて，視野が遮られる場所は，犯罪の危険が少ない。（　　）

② ヘッドホンやイヤホンで音楽を聞きながら歩くと，周囲への注意が及ばなくなり犯罪に巻き込まれる危険がある。（　　）

③ 犯罪被害に遭いそうになったり，身に危険が迫ったりした場合は，逃げたり大声を出したりして，危険を回避する。（　　）

④「割れ窓理論」は，窓ガラスを割ることで危険な場所だと思わせることである。（　　）

□ ❷ 犯罪防止のための連携について，（　　）にあてはまる語句を書きなさい。[思]

犯罪に遭わないために自分自身で身を守ることを（　①　），地域住民で助け合うことを（　②　），公的な支援を行うことを（　③　）という。

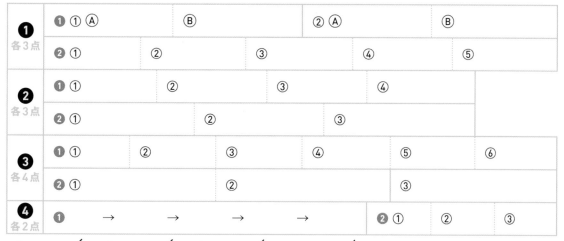

❸ **自然災害について，次の各問いに答えなさい。**

□❶ 過去の地震について説明した文の（　　　）にあてはまるものを下の㋐〜㋖から選びなさい。

1923年に起きた（　①　）では大規模な（　②　），1995年の（　③　）では（　④　），2011年に起きた（　⑤　）では，（　⑥　）や液状化現象などの被害が発生した。

㋐ 火災　　㋑ 東日本大震災　　㋒ 建物の倒壊　　㋓ 関東大震災　　㋔ 津波

㋕ 阪神・淡路大震災

□❷ 次の各文で，下線部が正しいものには○を，間違っているものは正しく書き替えなさい。思

① 地震が発生したら，すぐにテレビやラジオをつけて，正確な情報を得るように心がける。

② 家から避難するときは，火災などの一次災害を防ぐためにガスの元栓は閉めておく。

③ 避難場所に向かうときは，高齢者や子ども，体の不自由な人などの避難を優先する。

❹ **応急手当について，次の各問いに答えなさい。**

□❶ 次の各文のけが人を発見したときの行動を正しい順に並べ替えなさい。

㋐ 傷病者の口や胸，腹などの動きを見て，呼吸の有無を確かめる。

㋑ 周囲の状況が安全かどうかを確かめて，必要があれば移動する。

㋒ 胸骨圧迫や人工呼吸，AEDによる電気ショックなどで心肺蘇生を試みる。

㋓ 周囲の人々に大きな声で助けを求め，119番通報をしてもらう。

㋔ 倒れているけが人に声をかけて，意識や反応の有無を確かめる。

□❷ 次の各文は，応急手当の仕方である。

あてはまる傷害を下の㋐〜㋒から選びなさい。技

① 原則として固定具は使わず，患部を安静に保つ。

② 患部を冷やして，安静に保つ。

③ 患部が動かないように板や雑誌で固定する。

㋐ 骨折　　㋑ 脱臼　　㋒ 捻挫

❶ 各3点	❶① Ⓐ	Ⓑ	②Ⓐ	Ⓑ	
	❷①	②	③	④	⑤
❷ 各3点	❶①	②	③	④	
	❷①	②	③		
❸ 各4点	❶①	②	③	④	⑤	⑥
	❷①	②	③		

❹ 各2点	❶	→	→	→	→	❷①	②	③

❶ ╱27点　❷ ╱21点　❸ ╱36点　❹ ╱16点

保健編

点UP

Step 3 予想テスト　2学年のまとめテスト

30分　目標70点　/100点

❶ スポーツが心身に及ぼす効果とスポーツの学び方について，次の各問いに答えなさい。

☐ ❶ 次の文の（　　）にあてはまるものを下の㋐〜㋖から選びなさい。

運動やスポーツを行うと（　①　）が太くなって筋力が高まるほか，（　②　）も高くなり骨が丈夫になる。また，持久的運動を（　③　）的に行うと（　④　）や呼吸器が発達するため（　⑤　）も高まる。精神面では（　⑥　）が得られ，自己の能力に自信が持てるようになる。

㋐ 循環器　　㋑ 筋繊維(筋肉)　　㋒ 骨密度　　㋓ 継続　　㋔ 全身持久力
㋕ 達成感

☐ ❷ スポーツの技能を高める学び方について，正しい順に並べ替えなさい。

① 技術や戦術，表現の仕方について理解する。
② 練習の成果を確認する。
③ 安全に配慮しながら計画に沿って練習をする。
④ 成果に応じて目標や計画の修正をする。
⑤ 練習の計画を立てる。

❷ 生活習慣病，喫煙・飲酒・薬物乱用について，次の各問いに答えなさい。

☐ ❶ 次の各文にあてはまる病名や症状を下の㋐〜㋔から選びなさい。

① 体の正常な細胞が異常に変化して増殖し，器官の働きを侵す。
② 内臓脂肪の蓄積と，高血圧，高血糖，脂質異常のうち，2つ以上があてはまる状態。
③ 血液に含まれるブドウ糖(グルコース)の量が異常に多くなる。
④ 血管が詰まり，心臓の筋肉に酸素と栄養がいかなくなり，壊死する。
⑤ 血管が破れて，流れ出た血液が脳細胞を圧迫する。

㋐ 糖尿病　　㋑ メタボリックシンドローム　　㋒ 脳出血　　㋓ 心筋梗塞　　㋔ がん

☐ ❷ 次の各文が説明しているものを下の㋐〜㋔から選びなさい。

① 喫煙者の近くにいる人が，たばこの煙を吸い込んでしまうこと。
② アルコールが肝臓で分解されるときに出る物質で，頭痛や吐き気などの原因になる。
③ 火をつけたたばこの先から出る煙。
④ たばこに含まれる依存性のある物質で，毛細血管を収縮させて血圧を上昇させる。

㋐ ニコチン　　㋑ 副流煙　　㋒ アセトアルデヒド　　㋓ 受動喫煙　　㋔ タール

☐ ❸ たばこ，酒，薬物には身体に及ぼす共通の性質がある。この性質を何というか。言葉で答えなさい。思

❸ 交通事故の原因について，次の各問いに答えなさい。

□ ❶ 傷害は，人的要因と環境要因，車両要因の関わり合いで起こる。
次の語句で人的要因にはⒶを，環境要因にはⒷを，車両要因にはⒸを書きなさい。

① 急がないと遅刻する
② 見通しの悪いカーブ
③ ライトがつかない自転車
④ 風邪をひいて熱がある
⑤ 自転車で二人乗りをする
⑥ 前が見えないほどの大雨
⑦ 二輪のため不安定な自転車
⑧ ガードレールがない
⑨ 内輪差や死角などの車両の特性

❹ 次の応急手当の方法をそれぞれ答えなさい。

□ ❶ 傷病者の患部をできるだけ心臓よりも高くしたら，清潔なハンカチやタオルなどを重ねて患部に当て，その上から手で強く圧迫する。血液からの感染防止のため，押さえる方の手はビニル製の手袋やビニル袋などを使用するとよい。[思]

□ ❷ 両手を組んで，手のひらを傷病者の胸の中央にあてたら，両肘を伸ばして上から胸が5cmほど沈むような強さで押し込み，その後で力を緩める。これを最低でも１分間に100～120回のテンポで行う。[思]

点UP □ ❸ AEDの使い方について，正しいものには○を，間違っているものには×を書きなさい。[技]

① AEDは電源を入れると，使い方の手順の音声が流れ，それに従って操作できるようになっている。
② AEDが作動するとき，心電図解析と電気ショックでは傷病者の手を握る。
③ AEDは医療機器のため，使用するには特別な免許が必要である。
④ AEDで電気ショックを行ったら，すぐに胸骨圧迫を行う。
⑤ 電気ショックが必要かどうかはAEDが判断する。
⑥ 医療関係者が来るまでAEDは外さずに付けたままにしておく。

❶ 各3点	❶ ①	②	③	④	⑤	⑥
	❷ → → → →					
❷ 各2点	❶ ①	②	③	④	⑤	
	❷ ①	②	③	④	❸	
❸ 各3点	❶ ①	②	③	④	⑤	
	⑥	⑦	⑧	⑨		
❹ 各4点	❶	❷				
	❸ ①	②	③	④	⑤	⑥

❶ /21点 ❷ /20点 ❸ /27点 ❹ /32点

[解答▶p. 5]

Step 1 | **基本チェック** | 感染症，性感染症とその予防／エイズ | 10分

■ 赤シートを使って答えよう！

❶ 感染症とその予防

□ 細菌やウイルスなどの［病原体］が体内に侵入後，定着・増殖する状態を［感染］，発熱などの影響が出ることを発病（発症）という。これによって起こる病気を感染症という。

□ 感染症の発生には，温度や［湿度］などの自然環境の条件や人口［密度］，交通機関など社会環境の条件が関わっている。

□ 近年，［エイズ］（AIDS）やサーズ（SARS），新型インフルエンザ，新型コロナウイルス感染症などの新しい感染症が出現している。また，［結核］などの感染症も復活している。

□ 感染症防止には，［感染源（発生源）］をなくす，感染経路を断つ，体の［抵抗力］を高めることが重要である。

□ ［感染源（発生源）］は，病原体を持つ人や動物・［昆虫］などで，対策は患者の早期発見・早期治療，［消毒］・滅菌である。

□ 感染経路とは，病原体がうつる［道筋］のことで，対策は手洗いやうがい，［マスク］，換気などである。

□ 抵抗力とは，病原体などから体を守り，病気に勝つ力のことで，皮膚や気道の［粘膜］，涙や［唾液］などがその働きをしている。

感染と発病（発症）

［病原体］
↓ 体の中に侵入
・［感染者］のせきやくしゃみを吸い込む
・［空気中］に浮遊している細菌やウイルスを吸い込む
など
↓
［感染］
↓ ［抵抗力］が下がっている場合など
↓
［発病（発症）］

> 感染の不安があるときは，医師の診察を受けて，適切な治療を受けることが大切だよ。

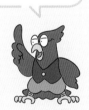

❷ 性感染症とその予防／エイズ

□ 性感染症とは，［性的接触］で起こる感染症のことで，性器クラミジア感染症や性器ヘルペスウイルス感染症などがある。病原体は感染者の［体液］や性器や口などの［粘膜］などに存在する。

□ 性感染症を治療せずにいると男女とも［不妊］の原因になることがある。また，母親から胎児に［母子感染］して［流産］や早産につながることもある。

□ 性感染症を防ぐ最も有効な方法は，［性的接触］をしないことである。また，［コンドーム］を正しく使用することで感染のリスクが少なくなる。

□ エイズは，［HIV］（ヒト免疫不全ウイルス）によって発症する感染症のことで，［免疫］機能が低下するため，発病するとさまざまな感染症やがんなどの病気にかかりやすくなる。

 テストに出る 感染症の種類とその予防方法をしっかり覚えておこう。

Step 2 予想問題 ： **感染症，性感染症とその予防／エイズ**　10分

【感染症とその予防】

❶ 感染症とその予防について，次の各問いに答えなさい。

□ **❶** 次の文の（　　）にあてはまるものを下の㋐〜㋖から選びなさい。
細菌やウイルスなどに感染し，これらが体内で（①　　）すると，発熱などの症状が現れて発病する。感染してから発病するまでの（②　　）期間は病原体の種類によって異なる。なお，病原体に感染しても，体の抵抗力が（③　　）場合は発病しないか，発病しても症状は（④　　）。
㋐ 強い　　㋑ 軽い　　㋒ 増殖　　㋓ 潜伏　　㋔ 弱い　　㋕ 重い　　㋖ 減衰

□ **❷** 感染症の予防対策を説明した図について，3つの対策Ⓐ〜Ⓒにあてはまる語句を書きなさい。

□ **❸** 3つの対策Ⓐ〜Ⓒの具体例①〜③にあてはまるものを次の㋐〜㋘から3つずつ選びなさい。
㋐ 運動　　㋑ 手洗い　　㋒ 休養・睡眠
㋓ 予防接種　　㋔ 患者の早期発見
㋕ 消毒・滅菌　　㋖ マスク　　㋗ 学級閉鎖
㋘ 感染源の動物・昆虫の駆除

対策Ⓐ　　　　　　　をなくす
　具体例①（　　　　　　　　）

対策Ⓑ　　　　　　　を断つ
　具体例②（　　　　　　　　）

対策Ⓒ　　　　　　　を高める
　具体例③（　　　　　　　　）

【性感染症とその予防／エイズ】

❷ 性感染症とその予防について，次の問いに答えなさい。

□ **❶** 次の各文の（　　）から正しいものを選び，記号で答えなさい。
① 性感染症の病原体は，感染者の精液や血液などの体液，口や性器の（㋐ 粘膜　㋑ 表面）などから感染する。（　　）

② 近年は，若い世代の性感染症の感染率が高まっており，中でも性器クラミジア感染症は若い世代の（㋐ 女性　㋑ 男性）の感染率が高い。（　　）

1度の性的接触でも，性感染症にかかる可能性があるよ。

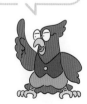

③ 性感染症の症状や感染の不安がある場合，医療機関で検査・治療を受ける必要がある。その場合，必ず自分と性的接触をもった相手が（㋐ 別々　㋑ 同時）に検査を受けることが大切である。（　　）

④ エイズは（㋐ HIV　㋑ COPD）ウイルスに感染することで発症する感染症で，潜伏期間が長く，10年以上発症しないこともある。（　　）

❶ヒント ❷❶医療機関での検査・治療は，どちらか一方だけ治っても，繰り返し感染することにつながる。

Step 1 | **基本チェック** | 健康を守る社会の取り組み

 10分

■赤シートを使って答えよう!

❶ 健康を守るための社会的活動

<＜日本国憲法第25条＞
「すべて国民は, [健康] で [文化的] な最低限度の生活を営む権利を有する。」(第一項)
「国は, すべての生活部面について, 社会福祉, 社会保障及び公衆衛生の向上及び増進に努めなければならない。」(第二項)>

☐ 私たちが健康を保持増進するためには, [個人] の努力とそれを支援したり補ったりする [社会] 的な活動の両方が重要である。

☐ 国では [厚生労働省] などが中心となり, 地域では保健所や [保健センター] が中心となり, [日本国憲法] 第25条に基づいて, 健康保持の活動を行っている。

☐ 市町村などの地域では, 国が定めた [健康増進法] などの法律に基づいた健康増進計画が策定されている。

☐ 近年は, 病気や障がいがある人にとっての障壁 (バリア) を取り除く [バリアフリー] や, 年齢や性別などに関わらず誰でも使いやすいものを設計・デザインする [ユニバーサルデザイン] の考え方が広まってきている。

☐ 健康を保持増進する取り組みは, 国だけでなく, [地域] の住民の理解や援助, 協力などによって効果が出る。そのため, 周囲の人々や社会の支援を受けつつ, 個人が主体的に努力する [ヘルスプロモーション] の考え方が重要である。

❷ 保健機関とその利用

☐ 保健機関は, 私たちの [健康] を保持増進し, 病気を予防するための機関で, 保健所や保健センターなどがある。

☐ 保健所は [都道府県] や政令指定都市などが運営しており, [食中毒] や感染症の対策など, 専門的で広い地域にわたる保健サービスを中心に活動している。

☐ 保健センターは [市町村] などが運営しており, 健康相談や健康教室, 健康診断や [予防接種] など, 地域住民に対する身近なサービスを中心に活動している。

[保健所]
都道府県や政令指定都市などが運営
[専門的] で広域的な保健サービス
食中毒の予防, 感染症の予防, [狂犬病] の予防など

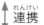 連携　　　　　　　指導・助言 ↓

[保健センター]
市町村などが運営
[地域住民] への保健サービス
健康相談, 健康教室, 予防接種など

 バリアフリーやユニバーサルデザインの定義はよく出る。保健所や保健センターの役割もしっかり覚えておこう。

Step 2 予想問題　健康を守る社会の取り組み　10分

保健編

【健康を守るための社会的活動】

❶ 健康を守るための社会的活動について，次の各問いに答えなさい。

□ ❶ 健康を守るための社会的活動を説明した次の各文の内容が正しいものには〇を，間違っているものには×を（　　）に書きなさい。

① 国では，厚生労働省が中心となって，日本国憲法第25条の規定に基づいて，人々の健康を保つための活動を行っている。（　　）

② ユニバーサルデザインの考え方を取り入れることで，誰もが安全安心で，快適に暮らせる町になる。（　　）

③ 国民の健康増進を目的に制定されたのが，健康増進計画である。（　　）

□ ❷ 右の日本国憲法第25条の第一項について，（　　）にあてはまる語句を書きなさい。

<日本国憲法第25条>（第一項）
すべて国民は，（①　　　）で（②　　　）的な（③　　　）の生活を営む権利を有する。

□ ❸ 健康的な生活をするためには，個人の努力とともに，社会全体でそれを支えたり，補ったりすることが重要であるが，この考え方を何というか。
あてはまるものを次の㋐～㋒から選びなさい。（　　）

㋐ セルフケア　㋑ スマート・ライフ・プロジェクト　㋒ ヘルスプロモーション

【保健機関】

❷ 保健機関について，次の問いに答えなさい。

□ ❶ 次の各文の保健所や保健センターの説明で間違っているものを２つ選びなさい。（　　）

① 保健所からの情報は各家庭に配布されたり，地域の掲示板やインターネットで見たりすることができる。

② 食品衛生の検査や指導を行うのは保健所である。

③ 保健所は，食中毒や狂犬病の予防や飲食店の営業許可など専門的な保健サービスを行っている。

④ 保健センターは地域によって名称が異なることがある。

⑤ 保健センターで災害時の避難場所を知ることができる。

⑥ 地域住民への身近な保健サービスを行う保健センターは，都道府県や政令指定都市が運営している。

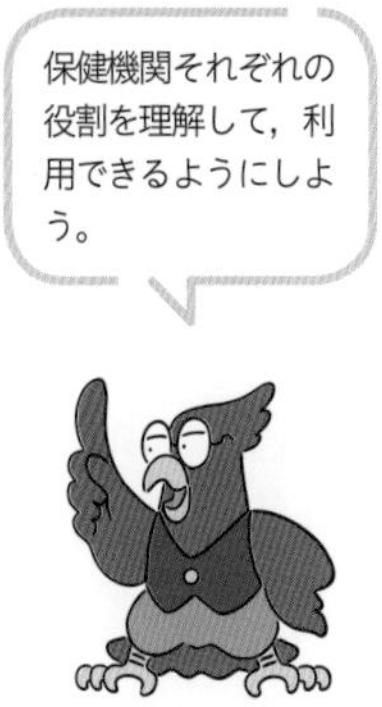
保健機関それぞれの役割を理解して，利用できるようにしよう。

[×] ミスに注意　❶❶健康増進計画は，健康増進法を基に策定される。

ヒント　❶❷日本国憲法第25条は，生存権を保障しているとされている。

Step 1　基本チェック　医療機関の利用と医薬品の使用

10分

■ 赤シートを使って答えよう！

❶ 医療機関とその利用

☐ 医療機関には，ベッド数が20床以上の[病院]と，19床以下の[診療所]があり，それぞれが役割分担をしている。

☐ 身近な医院や[クリニック]などの診療所は，地域の人々の診療や健康相談を行っている。また，[かかりつけ医]になっている場合もある。

☐ 総合病院や[大学]病院などの大規模な病院は，専門的な治療や手術，入院が必要な患者などを担当している。このような医療機関の診療を受けるには，かかりつけ医に[紹介]状を書いてもらう。

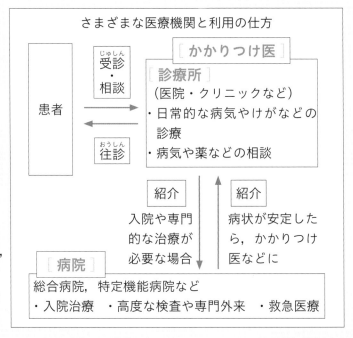

さまざまな医療機関と利用の仕方

患者　←→　受診・相談／往診　[かかりつけ医]

[診療所]
（医院・クリニックなど）
・日常的な病気やけがなどの診療
・病気や薬などの相談

紹介
入院や専門的な治療が必要な場合

紹介
病状が安定したら，かかりつけ医などに

[病院]
総合病院，特定機能病院など
・入院治療　・高度な検査や専門外来　・救急医療

❷ 医薬品の作用と正しい使い方

☐ 医薬品は病気やけがの治療や予防に利用され，[医師]が処方する医療用医薬品と，[薬局]などで直接購入する一般用医薬品に分けられる。

☐ 医薬品の効果には，治療・予防などに有効な[主作用]と，本来の目的とは異なる好ましくない影響を及ぼす[副作用]がある。

☐ 医薬品は，医師の指示や[注意書き]に従って使用回数，使用時間，[使用量]などの[使用方法]を守る必要がある。

☐ 人間には，病気を自分の力で治そうとする[自然治癒]力が備わっている。病気やけがのときに，医薬品を使用するのは，この力を補うためである。そのため，医薬品ばかりに頼らずに，普段から[栄養]，休養・睡眠を十分にとり，この力が発揮されるようにしておくことも重要である。

> 医薬品を使って，普段と違う症状が出たときは，すぐに医師や薬剤師に相談しよう。

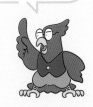

テストに出る　医薬品の作用と正しい使い方はよく出る。医療機関の利用の仕方も覚えておこう。

Step 2 予想問題　医療機関の利用と医薬品の使用

10分

【医療機関の利用】

❶ 医療機関の利用について，次の問いに答えなさい。

□ ❶ 医療機関について説明した各文の内容が正しいものには○を，間違っているものには×を（　　）に書きなさい。

① 医療機関を大きく分けると，ベッドが20床以上の病院と，19床以下の診療所に分けられる。（　　）

② 総合病院には多くの医師がいて，診察までの待ち時間も短いと思ったので，紹介なしに行った。（　　）

③ 自分や家族の病歴を把握して，きめ細かい対応や健康管理をしてくれる「かかりつけ医」を持つことが大切だ。（　　）

④ 手術や専門的な治療が必要な病気の場合も，かかりつけ医に対応してもらうほうがよい。（　　）

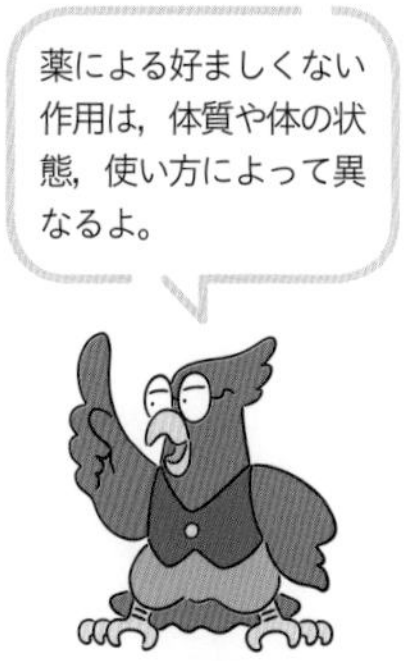
薬による好ましくない作用は，体質や体の状態，使い方によって異なるよ。

【医薬品の使用】

❷ 医薬品の使用について，次の各問いに答えなさい。

□ ❶ 次の文の（　　）にあてはまるものを下の㋐～㋙から選びなさい。

医薬品には，医師から処方される（①　　）と，薬局などで購入できる（②　　）がある。その性質や目的によってさまざまな形状がある。錠剤やカプセル剤は服用後，（③　　）から吸収され，効き目の成分が肝臓を経て（④　　）に入り，全身に運ばれて，患部で効果が現れる。何種類もの医薬品を一緒に服用すると，それぞれの作用を強めたり，打ち消したりするので，複数の医療機関から（⑤　　）を受ける場合は医師や薬剤師に相談する。それまでに使用した薬の名前や量，飲み方，（⑥　　）の有無などが記録された（⑦　　）を病院で提示すると，医療機関が変わっても適切な処方を受けられる。

㋐ 血液　㋑ 医療用医薬品　㋒ 小腸　㋓ お薬手帳　㋔ 一般用医薬品
㋕ 処方　㋖ アレルギー　㋗ 胃　㋘ 化粧品　㋙ 医薬部外品

□ ❷ 医薬品の作用について，（　　）にあてはまる語句を書きなさい。

医薬品には期待される（①　　）と，好ましくない作用の（②　　）があるため，医師の指示や，使用量や使用回数などの使用上の注意に従って正しく使うことが大切である。

[ミスに注意] ❶❶総合病院は，かかりつけ医からの紹介を受けてから利用する。

［解答▶p. 6］

Step 3 予想テスト 健康な生活と病気の予防③

30分 /100点　目標70点

❶ **感染症とその予防について，次の各問いに答えなさい。**

□ ❶ 次の各文のうち，感染源への対策は㋐を，感染経路に関する対策は㋑を，抵抗力に関する対策には㋒を書きなさい。

① 患者の早期発見と早期治療に努める。

② 十分な休養・睡眠をとるようにする。

③ 外出するときはマスクをする。

④ 医療機関で予防接種を受ける。

⑤ 病原体が付着したものを消毒・殺菌する。

⑥ なるべく人混みを避けるようにする。

□ ❷ 次の各文の（　　　　）から，正しいものを選び，記号で答えなさい。

① 病原体から体を守る免疫の仕組みを応用したものが，（㋐ 予防接種　㋑ 検疫）である。

② エイズに感染すると，HIVとよばれるウイルスが（㋐ リンパ球　㋑ 赤血球）を破壊して免疫機能が低下するため，感染症やがんなどの病気にかかりやすくなる。

③ 性感染症を予防するには，（㋐ 性的接触　㋑ 密集）を避けることが最も効果的であり，直接接触を避けることができる（㋒ ワクチン　㋓ コンドーム）の使用も効果がある。

④ 性感染症を治療せずにいると，男女ともに（㋐ 不妊　㋑ 生活習慣病）の原因になることがある。

❷ **健康を守る社会の取り組みについて，次の各問いに答えなさい。**

□ ❶ 次の文の（　　　　）にあてはまるものを下の㋐〜㋕から選びなさい。

健康増進法は，（　①　）の健康を保持増進することを目的として，国民，国，地域，さらに（　②　）が取り組む必要がある基本的なことを定めた法律で，（　③　）などの地域ではこの法律に基づき，学校や会社で行う（　④　）や，心と体の（　⑤　）などをはじめとする地域の保健活動を行っている。

㋐ 市町村　㋑ 健康相談　㋒ 健康診断　㋓ 個人　㋔ 国民

□ ❷ 次の各文に関係の深い言葉で答えなさい。思

① 階段の隣に設けられたスロープやエレベーター，道路の点字ブロック，メロディの流れる信号機，スペースの広いトイレ，幅の広い出入り口などの施設。

② 誰が見ても判別できる標識や看板，手をかざすと水が出るセンサー式の蛇口，自動ドア，電車やバスの音声案内，ノンステップバスなど。

点UP

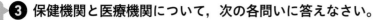

❸ 保健機関と医療機関について，次の各問いに答えなさい。

□ ❶ 次の保健機関の業務について，保健所は㋐を，保健センターは㋑を書きなさい。

① 健康相談　② 狂犬病の予防接種　③ 生活習慣病の検診
④ 飲食店の営業許可　⑤ 小児予防接種　⑥ 感染症の予防接種

□ ❷ 次の文は，何について説明したものか。
言葉で答えなさい。[思]
日常的な診察や健康管理に加え，患者本人がそれまでかかった病気の経歴(病歴)を把握するだけでなく，家族の病歴なども考慮してきめ細かい対応をしてくれる身近な医療機関や医師。

❹ 医薬品について，次の各問いに答えなさい。

□ ❶ 医薬品の使用法を説明した次の各文で，正しいものには○を，間違っているものには×を書きなさい。

① 風邪をひいたとき，以前父が病院で処方されて，余っていた風邪薬を飲んだ。
② 以前飲んだときに強い副作用が出たことを思い出し，薬剤師に相談した。
③ 腹痛になったが症状が重くなかったので，決められた量の半分だけ飲んだ。
④ 病気を早く治したいので，何種類もの薬をまとめて飲んだ。
⑤ 飲み薬は，水か湯冷ましで飲む。

□ ❷ 次の各文の下線部が正しいものには○を，間違っているものは正しく書き替えなさい。[思]

① 医薬品には，医師から処方される医療用医薬品と，薬局などで直接購入する<u>一般用医薬品</u>がある。
② 医薬品には，効果が期待される主作用と，好ましくない効果の<u>反作用</u>がある。
③ 病気になったときは，医薬品だけに頼るのではなく，体の持つ<u>自然治癒力</u>が十分に発揮されるように，健康的な生活を心がけることが大切である。

❶ 各3点	❶ ①	②	③	④	⑤	⑥
	❷ ①	②	③		④	
❷ 各2点	❶ ①	②	③	④	⑤	
	❷ ①			②		
❸ 各3点	❶ ①	②	③	④	⑤	⑥
	❷					
❹ 各4点	❶ ①	②	③	④	⑤	
	❷ ①		②		③	

❶ ／33点　❷ ／14点　❸ ／21点　❹ ／32点

[解答▶p. 6]

Step 1 基本チェック ● 環境の変化と適応能力, 活動に適した環境

 10分

赤シートを使って答えよう！

❶ 環境の変化と適応能力

☐ 人の体は，[周囲]の温度が変化すると，諸器官が[体温]を一定に保つように働く。

☐ 周囲の環境の変化に応じて，体の状態を一定に保とうとする働きを[適応]という。また，その能力を[適応能力]という。

☐ 人の体の[適応]には[限界]があり，周囲の環境が大きく，急激に変化すると対応できなくなり，体に影響が現れる。

☐ 気温や湿度が高いところで長時間活動していると[熱中症]の危険が増大する。

体温を調節する体の反応	
暑いとき	寒いとき
●熱の発生を抑える	●熱の発生を高める
・筋肉の[緊張]を緩める	・体が[震える]
●熱の放射を高める	●熱の放射を抑える
・皮膚の[毛細血管]を広げる	・皮膚の[毛細血管]を縮める
・[汗]を出す	

一方，気温が低い冬の山や海などで遭難すると，体温が極度に低下する[低体温症]になったり，凍死したりすることもある。

❷ 活動に適した環境

☐ 人の体は，[湿度]が高いと気温が同じでも蒸し暑く感じる。一方，[気流(風)]があると気温が同じでも涼しく感じる。

☐ 暑さや寒さの感じ方は，[気温]や湿度，気流(風)と深い関係がある。体温を一定に保ち，効率よく快適に活動できる温度の範囲を[至適温度]という。

☐ 周囲の環境がこの範囲を超えると，[個人差]はあるが，学習や作業の能率が低下する。そのため，暑すぎたり寒すぎたりする場合は，[衣服]の着脱や[冷暖房]設備によって，至適温度を調節する必要がある。

☐ 明るさが不十分でうす暗かったり，明るすぎる場所では，目が[疲労]して作業能率が低下し，[視力低下]の原因にもなる。

> 明るさは窓の大きさや位置，天候や時間帯で変化するよ。適切に調節するにはカーテンの開閉や照明器具を利用しよう。

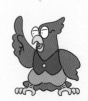

 テストに出る　環境の変化に体がどのように変化するか，体の適応能力はよく出る。至適温度の定義も覚えておこう。

Step 2 予想問題 環境の変化と適応能力，活動に適した環境

10分

【環境の変化と適応能力】

1 環境の変化と適応能力について，次の各問いに答えなさい。

□ 1 次の文の（　　）にあてはまるものを下の㋐～㋕から選びなさい。

標高が高い場所で生活していると，体が（①　　　）濃度の薄い空気に（②　　　）し，（③　　　）が高まるとともに，赤血球の中の（④　　　）が増加し，（①　　　）の運搬能力が高まる。

㋐ ヘモグロビン　㋑ 酸素　㋒ 心肺機能　㋓ 適応　㋔ アルブミン　㋕ 窒素

□ 2 熱中症について，正しいものには○を，間違っているものには×を（　　）に書きなさい。

① 真夏の極端に暑い日でも，室内にいれば熱中症になることはない。（　　）

② 気温があまり高くなくても，湿度が極端に高いと熱中症になる。（　　）

③ 熱中症の疑いがある場合は，涼しい場所へ移動して体を冷やし，水分を補給するとよい。（　　）

④ 気温や湿度に十分に注意してさえいれば，炎天下で激しいスポーツを行っても熱中症になることはない。（　　）

夏の暑さではない6月でも熱中症にかかることがあるよ。

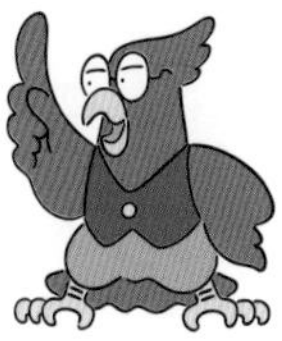

【活動に適した環境】

2 活動に適した環境について，次の問いに答えなさい。

□ 1 明るさについて説明した次の文と右の表の（　　）にあてはまるものを下の㋐～㋕から選びなさい。

学校環境衛生基準では，学校のさまざまな場所の照度の基準を定めており，細かい作業をする（①　　　）では750ルクス，（②　　　）は300ルクス，（③　　　）は200ルクスの明るさが必要である。一方，それほど明るさが必要でない（④　　　）や昇降口は100ルクス以下でもよいとされている。それぞれの場所を使用している間に，これらの照度を下回らないように維持しなければならない。

明るさ（ルクス）	学校内の場所
750	（①　　　）
500	被服教室，保健室など
300	（②　　　），体育館，職員室
200	（③　　　），洗面所
150	階段
100	（④　　　），昇降口，倉庫

㋐ 廊下　㋑ 製図室　㋒ トイレ　㋓ 教室　㋔ 図書室　㋕ 実験室

[×] ミスに注意　1 2 熱中症は，主体，環境，運動の３つの要因が関わり合って発症する。

💡 ヒント　2 1 学校内の学習や作業をする場所は適切な明るさが必要になる。

Step 1 基本チェック 室内の空気の条件, 水の役割と飲料水の確保

10分

赤シートを使って答えよう！

❶ 室内の空気の条件

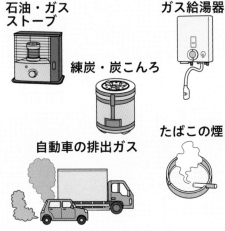

石油・ガスストーブ

ガス給湯器

練炭・炭こんろ

たばこの煙

自動車の排出ガス

一酸化炭素の発生源の例

- 人が[呼吸]したり，物が燃えたりすると，酸素が使われて[二酸化炭素]が発生する。

- 空気中の[二酸化炭素]の濃度（のうど）が高まり，酸素が不足すると呼吸数や[心拍数（脈拍数）（みゃくはく）]の増加，頭痛，[めまい]などの症状（しょうじょう）が現れる。

- [二酸化炭素]の濃度は室内の空気の[汚れ（よご）]を知る目安になる。

- 物が不完全燃焼すると，[一酸化炭素]が発生するが，無色・無臭（むしゅう）の気体なので，気づかずに吸い込むことがある。

- [一酸化炭素]が体内に入ると，赤血球中の[ヘモグロビン]と結び付く力は酸素と比べて非常に強く，体内の酸素が不足し[一酸化炭素中毒]を引き起こす。

- 室内の空気を常にきれいにしておくには定期的な[換気（かんき）]が重要である。近年の建物は[気密]性が高く，汚れた空気がこもりやすいので，計画的な[換気]が重要である。

❷ 水の役割と飲料水の確保

- 人間の体重の50〜70%（年齢（ねんれい）や男女差による）を占める[水分]は，[栄養素]や酸素の運搬（うんぱん），不要な[老廃物]の排出（あせ），汗として流れて[体温]を調節する，などの働きがある。

- 人間が生きるには，[1日]あたり2〜2.5Lの水分が必要で，体内の水分の約2%を失うと[脱水症状（だっすいしょうじょう）]に，約20%失うと生命の危険にさらされる。

- 飲料水は，河川（かせん）やダムから引いた水を[浄水場（じょうすいじょう）]で沈殿（ちんでん）・ろ過・[消毒]した後に[水質検査]を行って，家庭に供給される。

> 水には用途（ようと）ごとに家庭用水，公共用水，産業用水として利用されているよ。

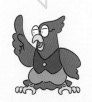

 テストに出る　二酸化炭素と一酸化炭素の体への影響（えいきょう）はよく出る。水の役割と水道水がどのようにできるかも復習しておこう。

Step 2 予想問題 ：室内の空気の条件，水の役割と飲料水の確保

10分

【室内の空気の条件】

❶ 室内の空気の条件について，次の各問いに答えなさい。

□ ❶ 次の文の（　　）にあてはまるものを下の㋐〜㋔から選びなさい。

人が多い部屋で（①　　　）をせずにいると，空気中の酸素の濃度が（②　　　）し，二酸化炭素の濃度が（③　　　）する。大気中の二酸化炭素の濃度は約 0.04％だが，0.1％を超えると空気が汚れた状態とされている。そのため，室内の二酸化炭素の濃度は，空気の汚れを知る（④　　　）とされている。

㋐ 指標　　㋑ 換気　　㋒ 上昇　　㋓ 低下　　㋔ 密閉

学校環境衛生基準では，二酸化炭素濃度は 0.15％以下であることが望ましいとされているよ。

□ ❷ 一酸化炭素の発生源になるものを 3 つ選びなさい。（　　　　　　）

㋐ ガスコンロ　　㋑ 電気ストーブ　　㋒ 炭こんろ・練炭　　㋓ たばこの煙
㋔ エアコン　　㋕ オーブンレンジ　　㋖ アイロン　　㋗ コピー機

【水の役割と飲料水の確保】

❷ 水の役割と飲料水の確保について，次の各問いに答えなさい。

□ ❶ 体内での水の役割を説明した文がある。
（　　）にあてはまるものを下の㋐〜㋓から選びなさい。

体内に（①　　　）や酸素を運んで，汗や尿などの（②　　　）として排出する。酸素や栄養素を全身にスムーズに運搬できるよう（③　　　）の濃度を一定に保つ。暑いときは汗をかいて（④　　　）を一定に保つ。

㋐ 体温　　㋑ 体液（血液）
㋒ 栄養物質（栄養素）　　㋓ 老廃物

□ ❷ 飲料水の衛生を保つ浄水場の働きを示した図がある。
（　　　）にあてはまるものを次の㋐〜㋓から選びなさい。

㋐ ろ過　　㋑ ダム　　㋒ 浄水場　　㋓ 消毒

□ ❸ 図の④の工程で使うものは何か。
次の㋐〜㋓から選びなさい。（　　　）

㋐ 水素　　㋑ 塩素　　㋒ 酸素　　㋓ 窒素

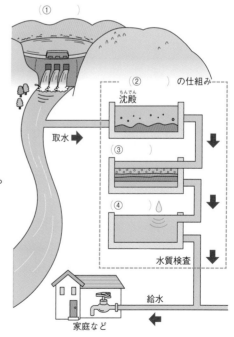

の仕組み
沈殿
取水
水質検査
給水
家庭など

✕｜ミスに注意 ❶❷有機物が燃える完全燃焼で二酸化炭素，不完全燃焼で一酸化炭素が発生する。

健康と環境

Step 1 基本チェック　生活排水とごみの処理，環境の汚染と保全

10分

■赤シートを使って答えよう！

❶ 生活排水とごみの処理

☐ 生活排水とは，家庭での調理や洗濯，風呂などで使用された［生活雑排水］と，［水洗トイレ］から出されるし尿を含んだ水を合わせたものである。

☐ ［下水道］が完備された地域では，生活雑排水はし尿とともに［下水処理場］で処理されるが，完備されていない地域は，［未処理］で川や海に流されることもある。この場合，し尿は家庭の［浄化槽］からバキュームカーで運ばれ，［し尿処理施設］で処理される。

☐ 下水道の普及率は年々上昇しているが，人口が比較的［少ない］地域では，生活雑排水とし尿を一括して処理可能な［合併処理浄化槽］が整備されている。

☐ 回収(収集)されたごみは，資源化，再利用，ごみ焼却施設での［焼却］，最終処分場への［埋め立て］など，さまざまな方法で処理される。

☐ 近年は，社会全体が協力してごみを減らし，資源を循環させて使う［循環型社会］の実現が求められている。

☐ ごみの発生を抑える［リデュース］，まだ使えるものは捨てずに利用する［リユース］，破棄されたものを資源として再利用する［リサイクル］，という3つの取り組みを合わせたものを［3R］という。

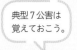

天然資源　生産　消費・使用
リデュース　リサイクル　リユース　リデュース
資源利用の減量　再生利用　再使用　ごみの発生抑制
最終処分（埋め立て）　処理（再生・焼却など）　廃棄

❷ 環境の汚染と保全

☐ 日本は，1950年代以降，経済が発展したが工場などから大量の［汚染物質］が排出され，各地で大気汚染，水質汚濁，土壌汚染，騒音，振動，悪臭，地盤沈下などの［公害］が起きた。

☐ 代表的な公害としては，富山県の［イタイイタイ病］，熊本県の［水俣病］，新潟県の新潟水俣病，三重県の四日市ぜんそくなどがある。

☐ 1993年には［環境基本法］が定められ，自然環境の保全，公害発生のない社会づくりを各国と協力するなどの公害対策が進められている。

典型7公害は覚えておこう。

テストに出る　循環型社会の内容について問う問題はよく出るので，その定義を覚えて簡潔にまとめられるようにしよう。

Step 2 予想問題　生活排水とごみの処理，環境の汚染と保全

10分

【生活排水とごみの処理】

❶ 生活排水とごみの処理について，次の各問いに答えなさい。

□ ❶ 次の文の（　　）にあてはまるものを下の㋐～㋔から選びなさい。

生活雑排水には，油や（①　　　），食品のかす，生ごみなどが含まれており，そのまま川や海に流すと（②　　　）の原因となるほか病原性の（③　　　）が繁殖して，（④　　　）の原因にもなる。そのため，適切な手段で衛生的に処理する必要がある。

㋐ 水質汚濁　㋑ 感染症　㋒ 洗剤　㋓ 微生物　㋔ し尿

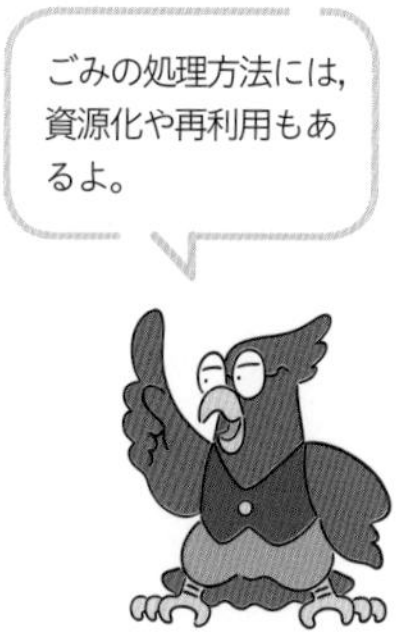
ごみの処理方法には，資源化や再利用もあるよ。

□ ❷ ごみ処理を説明した次の各文について正しいものには○を，間違っているものには×を（　　）に書きなさい。

① １年間に出るごみは，１人あたり約350kgにもなる。（　　）

② ごみは，焼却と埋め立てのみで処理される。（　　）

③ ごみの焼却で発生した有害物質による健康問題があった。（　　）

【環境の汚染と保全】

❷ 環境の汚染と保全について，次の各問いに答えなさい。

□ ❶ 汚染物質と健康への影響をまとめた表がある。

（　　）にあてはまるものを次の㋐～㋓から選びなさい。

㋐ 水質汚染
㋑ ぜんそく
㋒ 大気汚染
㋓ 全身の痛み

（①　　　）物質	
硫黄酸化物	気管支炎，（②　　　）などを起こす。
窒素酸化物	呼吸器系の抵抗力低下，呼吸器障害などを起こす。
（③　　　）物質	
有機水銀（A）	頭痛，不眠，神経痛，言語障害などを起こす。
カドミウム（B）	腎臓障害，骨軟化症，（④　　　）などを起こす。
シアン	けいれん，意識障害などを起こす。

□ ❷ 下線Aと下線Bの物質が原因で発生した公害病を何というか。

あてはまるものを次の㋐～㋓から選びなさい。

A（　　）　B（　　）

㋐ 四日市ぜんそく　㋑ 水俣病　㋒ イタイイタイ病　㋓ 慢性ヒ素中毒

[×]｜ミスに注意　❶①生活排水は，生活雑排水とし尿を合わせたもの。

💡｜ヒント　❷②健康への影響が表している病気にあてはまるもの。

［解答▶p. 7］

Step 3 予想テスト

健康と環境

30分 /100点 目標 70点

1 体の適応能力と活動に適した環境について，次の各問いに答えなさい。

□ 1 次の各文の気温の変化に対する体の適応能力について，暑いときの反応には㋐を，寒いときの反応には㋑を書きなさい。

① 皮膚近くの毛細血管が広がり，血色がよくなる。
② 筋肉が緊張し，皮膚に鳥肌が立つ。
③ 汗が出て蒸発する。
④ 筋肉が緊張して，体が震える。

□ 2 活動に適した環境について説明した次の各文で，正しいものには○を，間違っているものには×を書きなさい。

① 炎天下でスポーツを続けると，脱水症状や塩分の欠乏が起こり熱中症になる。
② 教室の至適温度は，17～28℃である。
③ 明るさも場所に応じて適切に調整する必要があり，学校では階段や廊下を最も明るくする必要がある。
④ 気温が高くても，風(気流)がある場合は体感温度は低くなる。

2 室内の空気と飲料水について，次の各問いに答えなさい。

□ 1 次の各文の（　）から正しいものを選び，記号で答えなさい。

① 石油やガソリンなど，炭素を含むものが（㋐ 完全燃焼　㋑ 不完全燃焼）すると，一酸化炭素が発生する。
② 一酸化炭素は，（㋐ 二酸化炭素　㋑ 酸素）を運ぶ血液中のヘモグロビンと結びつきやすいので，体内に入ると酸素不足になる。
③ 暖房器具を使う場合に，室内の空気を正常に保つには，（㋐ 1か所のドア　㋑ 2か所の窓）の開放や換気扇，扇風機による強制的な換気が必要である。
④ 家屋の建材や内装材に使われている接着剤や塗料溶剤などに含まれる人体に有害な化学物質を吸い込むと，（㋐ ホルムアルデヒド　㋑ シックハウス）症候群になることがある。

□ 2 次の各文で，下線部が正しいものには○を，間違っているものは正しく書き替えなさい。[思]

① 体内の水分は，栄養素や酸素の運搬，不要な<u>老廃物の消化</u>，体温の調節など，生命維持に欠かせない働きを持っている。
② 水は，家庭で使われる生活用水，公園などで使われる公共用水，農業や工業で使われる<u>工業用水</u>に分けられる。
③ 飲料水は，浄水場でごみや細菌などが除去され，<u>ヨウ素</u>で消毒された後に水質基準を満たしたものが家庭に供給される。

成績評価の観点 [技]…健康・運動に関する技能 [思]…健康・運動に関わる思考・判断・表現

点UP

❸ 生活排水(はいすい)とごみの処理について，次の各問いに答えなさい。[思]

□ ❶ 右のグラフは家庭での水の使用率を表しています。①，②，③で使われ，排出(はいしゅつ)される水を何というか。言葉で答えなさい。

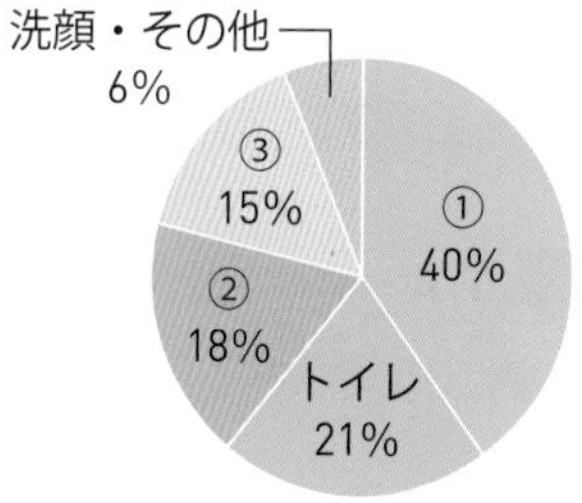

洗顔・その他
6%
①
40%
②
18%
③
15%
トイレ
21%

□ ❷ トイレで使われた水は，下水道が完備されている地域ではどのような施設(しせつ)で処理されるか。言葉で答えなさい

□ ❸ 環境問題を改善するために広まった「3 R(スリーアール)」とは何を示しているか。3つの言葉で答えなさい。

❹ 環境汚染(おせん)の健康への影響(えいきょう)について，次の各問いに答えなさい。

□ ❶ 次の①～③の公害に関わりの深いものを下の㋐～㋓から選びなさい。

①光化学スモッグ	②赤潮・アオコの発生	③水俣病(みなまたびょう)
大気中の窒素酸化物などが，太陽の紫外線(しがいせん)などで変化して発生する。目やのどなど人体を刺激(しげき)するほか，農作物にも被害(ひがい)を与(あた)える。	水中に含まれる有機物をえさにしている植物性プランクトンが大量に発生する。水中の酸素が不足し，大量の魚が死亡することもある。	有機水銀(メチル水銀)が蓄積(ちくせき)された魚介類を食べることで，人体に中毒症状(しょうじょう)が現れ，手足のまひや聴力障がい，平衡(へいこう)機能障がいなどが起こった。

㋐ 生活排水　㋑ 工場や自動車の排出ガス　㋒ 工場の排水　㋓ 粗大ごみ

□ ❷ 1993年に制定された地球規模(きぼ)の環境保全についての基本理念(りねん)を示した法律を何というか。言葉で答えなさい。

□ ❸ 次に示した環境問題にあてはまるものは何か。言葉で答えなさい。
大気中に含まれる二酸化炭素などの温室効果ガスによって地球全体の気温が上昇する現象。気候の変化や海面の上昇が起こり，人間の生活にさまざまな影響を及(およ)ぼす。

❶ 各3点	❶①	②	③	④	
	❷①	②	③	④	
❷ 各3点	❶①	②	③	④	
	❷①		②		③
❸ 各6点	❶			❷	
	❸				
❹ 各5点	❶①	②	③	❷	
	❸				

❶　／24点　❷　／21点　❸　／30点　❹　／25点

[解答▶p. 7]

Step 3 予想テスト

3学年のまとめテスト

30分　/100点　目標 70点

❶ スポーツの文化的意義と国際的スポーツ大会について，次の各問いに答えなさい。

□ ❶ 次の文の（　　）にあてはまるものを下の㋐～㋖から選びなさい。

スポーツは，世界共通の人類の（①）である。スポーツを通じて幸福で豊かな生活を営むことは，すべての人々の（②）であり，すべての国民がその（③）の下に，おのおのの（④），適性などを通じて，安全かつ公正な（⑤）の下で日常的にスポーツに親しみ，スポーツを楽しみ，またはスポーツを支える活動に参画することのできる機会が確保されなければならない。

㋐ 権利　㋑ 環境　㋒ 文化　㋓ 関心　㋔ 自発性　㋕ 文明　㋖ 義務

□ ❷ 国際的スポーツ大会について，次の各文の下線部が正しいものには○を，間違っているものは正しく書き換えなさい。[思]

① 近代オリンピックは，フランスのクーベルタンが提唱し，1896年に始まった。
② パラリンピックは，障がいがある人のための国際競技大会で，2年に１度開催されている。
③ オリンピック開催期間中は休戦をよびかける「オリンピック休戦」が行われている。
④ オリンピアードとは，スポーツを通した心身の向上，世界の人々との交流，平和な世界を築くなどの基本理念である。
⑤ ５つの輪が描かれたオリンピック・シンボルは，世界の５大陸の団結を表している。

❷ 感染症について，次の各問いに答えなさい。

□ ❶ 次の各文の内容で，正しいものには○を，間違っているものには×を書きなさい。

① 感染症を防ぐには，感染源をなくすこと，感染経路を断つこと，体の抵抗力を高めることが大切である。
② 体に病原体が入ってきたときは，リンパ球という赤血球の一種が病原体と闘う。
③ 性感染症に感染していても，症状が出ていなければほかの人には感染しない。
④ 性感染症の治療は，性的接触をした相手と同時に受ける。

□ ❷ エイズの原因となる病原体ＨＩＶの日本語名を何というか。言葉で答えなさい。

❸ 保健・医療機関について，次の問いに答えなさい。

□ ❶ 次のような場合は，主にどこを利用するとよいか。

保健所の場合はⒶを，保健センターの場合はⒷを，医療機関の場合はⒸを書きなさい。

① エイズに感染していないか検査したい　② 専門的な治療を受けたい
③ 健康相談をしたい　④ 予防接種を受けたい
⑤ 狂犬病の予防をしたい

❹ 健康と環境について，次の問いに答えなさい。

□ ❶ 次の各文の（　　）から正しいものを選び，記号で答えなさい。

① 人間の体の約（㋐ 3分の1　㋑ 3分の2）は，水分でできている。

② 空気中の二酸化炭素の濃度が（㋐ 高く　㋑ 低く）なると，呼吸数や心拍数の上昇，頭痛，めまいなどの症状が現れる。

③ 教室での至適温度は，（㋐ 17〜28℃　㋑ 22〜29℃）である。

④ 下水道が完備されていない地域で，し尿と生活雑排水を一緒に処理するのは，（㋐ 合併処理浄化槽　㋑ 単独処理浄化槽）である。

⑤ 浄水場は川やダムから取り入れた水を浄化・消毒するための施設で，（㋐ 環境基準　㋑ 水質基準）を満たした安全な水がつくられている。

点UP ❺ 循環型社会について，次の問いに答えなさい。

□ ❶ 次の図は循環型社会の流れを示しています。
次の①〜⑥にあてはまるものを下の㋐〜㋙から選びなさい。

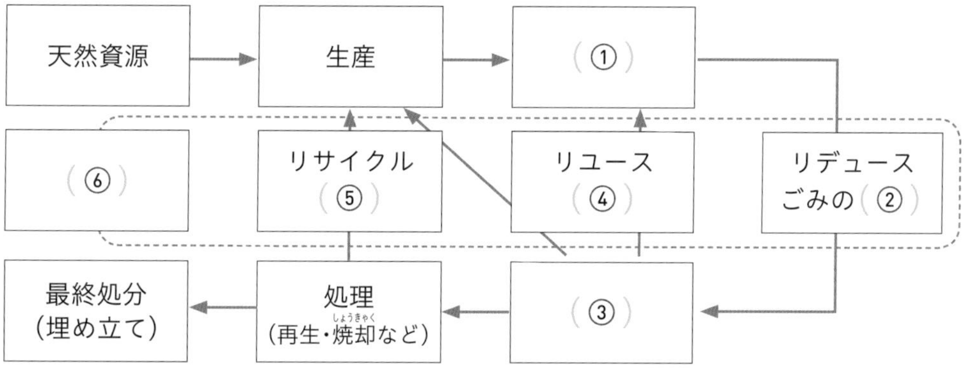

㋐ 3R　㋑ 発生抑制　㋒ 消費・使用　㋓ 再使用　㋔ 再生利用
㋕ 廃棄　㋖ 5R　㋗ リフューズ　㋘ リペア　㋙ 修理

❶ 各3点	❶ ①	②	③	④	⑤	
	❷ ①	②	③			
	④	⑤				
❷ 各3点	❶ ①	②	③	④	❷	
❸ 各2点	❶ ①	②	③	④	⑤	
❹ 各3点	❶ ①	②	③	④	⑤	
❺ 各5点	❶ ①	②	③	④	⑤	⑥

❶ ／30点　❷ ／15点　❸ ／10点　❹ ／15点　❺ ／30点

［解答▶p. 8］

Step 1 基本チェック　体つくり運動といろいろなスポーツ

10分

赤シートを使って答えよう！

❶ 体つくり運動

☐ 体つくり運動の目的は，自分や［仲間］の心と体(身体)に向かい合って，体を動かす楽しさや［心地よさ］を味わいつつ，心身をほぐし，［体力］を高め，目的に合った運動を組み合わせて行うことである。

☐ 体つくり運動は，体ほぐしの運動と体力を高める運動で構成されており，［日常生活］やスポーツなどの必要に応じて，いつでも，［どこでも］，誰とでも，手軽に行うことができる。

❷ 体ほぐしの運動

伸び上がり→リラックス

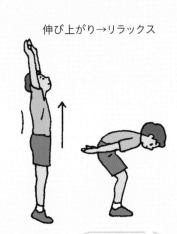

☐ 体ほぐしの運動の目的は，心と体の［関係］や変化に気づき，体の調子を整え，手軽な運動や［リズミカル］(律動的)な運動を行うことで，体を動かす楽しさや心地よさを味わい，体力を高め，目標に合った運動を［習得］し，組み合わせることができるようになることである。

☐ 体ほぐしの運動を行うと，体の余分な［緊張］がほぐれ，動きがスムーズになる。また，精神的な［ストレス］も解消され，心と体が［安定］する。

ストレッチは，「伸ばす」「広げる」という意味だよ。

❷ 体力を高める運動

☐ 体の柔らかさを高めるための運動の目的は，各部位の関節の曲げ伸ばしや回すなどして［筋肉］や腱を伸ばすことで，［可動範囲］を広げることである。

☐ 巧みな動きを高めるための運動の目的は，自分自身で，あるいは人や物の動きに対応して［タイミング］よく動くこと，バランスをとって動くこと，リズミカル(律動的)に動くこと，力を［調整］して，すばやく動くことができる能力などを高めることである。

☐ 力強い動きを高めるための運動の目的は，自分の体重や人や物などを［負荷］として動かしたり，［移動］したりすることで，力強い動きを高めることである。

☐ 動きを持続する能力を高めるための運動の目的は，1つまたは複数の運動を組み合わせて一定の［時間］や一定の［回数］を行い，心肺機能を高め，動きを持続する能力を高めることである。

テストに出る

体つくり運動の目的，体ほぐしの運動の健康効果を覚えておこう。体力を高める運動の4つの動きも身に付けておこう。

Step 2 予想問題 体つくり運動といろいろなスポーツ

10分

【器械運動】

❶ 器械運動について，次の問いに答えなさい。

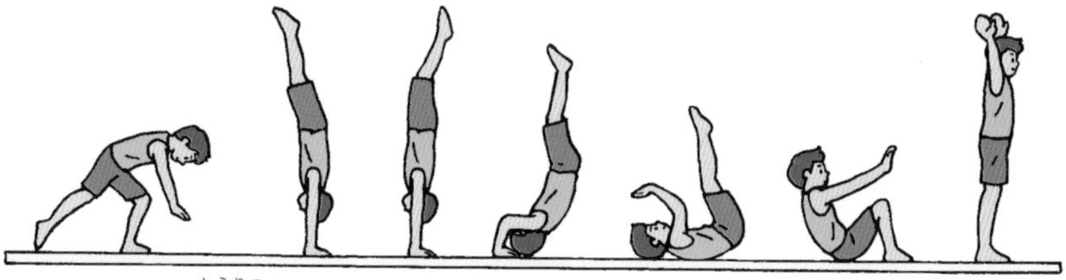

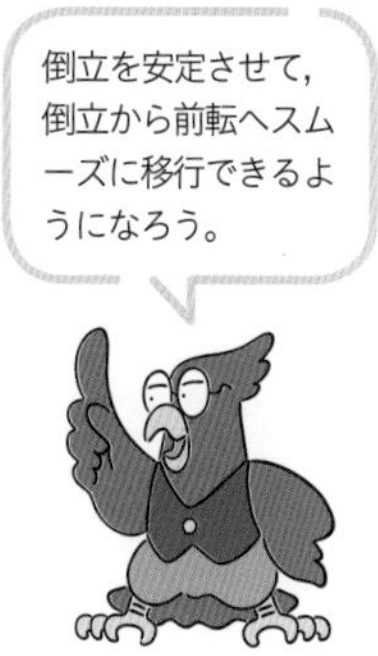
倒立を安定させて，倒立から前転へスムーズに移行できるようになろう。

□ マット運動の倒立前転について，次の文の(　　)にあてはまる語句を書きなさい。

床を蹴って(①　　　　)後，肘を曲げ(②　　　　　)で軽く体を支持しつつ(③　　　　　)・背中・腰の順にマットに着きながら回転し，最後はその(④　　　　　)を利用して立つ。

【陸上競技】

❷ 陸上競技について，次の問いに答えなさい。

□ ハードル走について，次の文の(　　)にあてはまる語句を書きなさい。

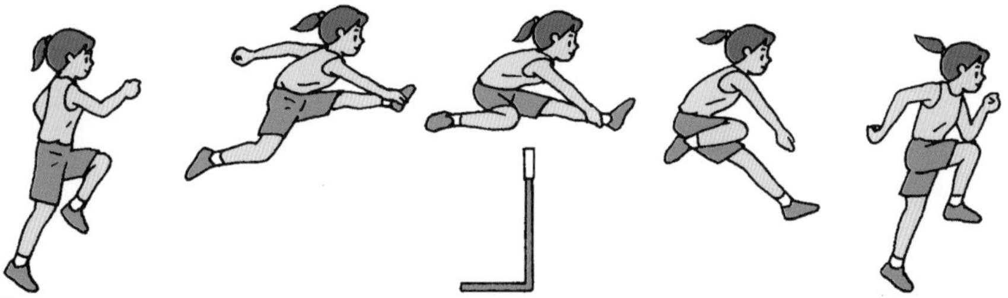

踏み切り時は(①　　　　)が後ろに残らないようにする。空中では上体を(②　　　　)させて，膝から下を振り出す。着地前は，抜き足は(③　　　　)にしたまま上体を起こし，着地時は抜き足の(④　　　)を高く保つ。

【球技】

❸ 次の各文にあてはまる反則を下の語句㋐～㋓から選びなさい。

□ ❶ バスケットボール

① 両手でのドリブルやドリブル後の再ドリブル。 (　　)

② ボールを受けてから持ったまま3歩以上歩く。 (　　)

□ ❷ サッカー

① 負傷を装ったり，ファウルを受けた振りをする。 (　　)

② 攻撃側プレイヤーが相手の陣地にいるとき，ゴールラインから2人目のプレイヤーよりも前にいてパスを受ける。 (　　)

㋐ オフサイド　㋑ ダブルドリブル　㋒ トラベリング　㋓ シミュレーション

Step 3 予想テスト 体つくり運動といろいろなスポーツのまとめテスト

20分　/100点　目標 70点

1 いろいろなスポーツについて，次の各問いに答えなさい。

□ 1 次の各文で正しいものには○を，間違っているものには×を書きなさい。

① 器械運動は，体を伸ばしたりひねったりする動きが多いので，事前のストレッチなどは必要ない。

② マット運動は，前転や後転などの回転系の技と，片足立ちや倒立などの巧技系の技がある。

③「開脚前転」は鉄棒運動の基本技の１つである。

□ 2 次の文は，何について説明したものか。言葉で答えなさい。[思]

短距離走のスタート方式の１つで，両手を地面に着き，低い姿勢で飛び出すため加速に有利。スターティングブロックを用いる。

2 水泳について，次の問いに答えなさい。

□ 次の文の（　）にあてはまるものを下の㋐～㋙から選びなさい。

泳法	クロール	平泳ぎ	背泳ぎ	バタフライ
キック	足先で蹴る（①）	左右そろえた（②）	足先で蹴る（①）	（③）キック
プル（ストローク）	（④）形にプル	左右対称で（⑤）形	ハイエルボー姿勢	（⑥）型にプル
呼吸	顔を（⑦）に上げる	顔を（⑧）に上げる	プルとキックの動作に合わせる	２キック目に顔を前に上げる

㋐ 鍵穴（キーホール）　㋑ 逆ハート　㋒ S字　㋓ カエル足　㋔ バタ足
㋕ ドルフィン　㋖ 前　㋗ 横　㋘ キック　㋙ ホエール

3 武道について，次の問いに答えなさい。[技]

□ 次の各文で正しいものには○を，間違っているものには×を書きなさい。

① 柔道で右組みをするとき，左手は相手の袖を持つ。

② 剣道の中段の構えは，竹刀の先を相手ののどの位置に保つ。

③ 相撲の基本動作の１つである四股は，膝を開き背筋を伸ばして腰を落とす。

1 各8点	1 ①	②	③	2				
2 各7点	①	②	③	④	⑤	⑥	⑦	⑧
3 各4点	①	②	③					

1　/32点　2　/56点　3　/12点

［解答▶p. 8］

テスト前 ☑ やることチェック表

① まずはテストの目標をたてよう。頑張ったら達成できそうなちょっと上のレベルを目指そう。
② 次にやることを書こう（「ズバリ英語○ページ，数学○ページ」など）。
③ やり終えたら□に✔を入れよう。
　最初に完ぺきな計画をたてる必要はなく，まずは数日分の計画をつくって，
　その後追加・修正していっても良いね。

目標

	日付	やること1	やること2
2週間前	／	☐	☐
	／	☐	☐
	／	☐	☐
	／	☐	☐
	／	☐	☐
	／	☐	☐
	／	☐	☐
1週間前	／	☐	☐
	／	☐	☐
	／	☐	☐
	／	☐	☐
	／	☐	☐
	／	☐	☐
	／	☐	☐
テスト期間	／	☐	☐
	／	☐	☐
	／	☐	☐
	／	☐	☐
	／	☐	☐

キリトリ線

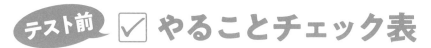

① まずはテストの目標をたてよう。頑張ったら達成できそうなちょっと上のレベルを目指そう。
② 次にやることを書こう（「ズバリ英語〇ページ，数学〇ページ」など）。
③ やり終えたら□に✔を入れよう。
　　最初に完べきな計画をたてる必要はなく，まずは数日分の計画をつくって，
　　その後追加・修正していっても良いね。

目標			

	日付	やること1	やること2
2週間前	／	☐	☐
	／	☐	☐
	／	☐	☐
	／	☐	☐
	／	☐	☐
	／	☐	☐
	／	☐	☐
1週間前	／	☐	☐
	／	☐	☐
	／	☐	☐
	／	☐	☐
	／	☐	☐
	／	☐	☐
	／	☐	☐
テスト期間	／	☐	☐
	／	☐	☐
	／	☐	☐
	／	☐	☐
	／	☐	☐

全教科書版 保健体育 1～3年 | 定期テスト ズバリよくでる | 解答集

体育編

スポーツについて

スポーツへの多様な関わり方と楽しみ方

p. 3　Step ❷

❶ ➊ ① ㋐　② ㋒　③ ㋑　④ ㋓
　➋ ① ㋔　② ㋐　③ ㋑　④ ㋒　⑤ ㋓
❷ ➊ ① ㋐　② ㋒　③ ㋓　④ ㋑
　➋ ① ○　② ○　③ ×

考え方

❶ ➋ スポーツの語源は「楽しみ事」「気晴らし」だったが，のちに勝敗を競(きそ)い合う，競技の性格が強くなって発展してきた。

❷ ➊ スポーツは誰(だれ)でもいろいろな関(かか)わり方ができる。

➋ スポーツの継続(けいぞく)に必要な「3つの間」は，活動（利用）しやすい空間（場所），自由な時間，一緒(いっしょ)に行う仲間のこと。

スポーツの意義や効果，学び方と安全な行い方

p.5　Step ❷

❶ ➊ ① ㋑㋒㋕　② ㋐㋓㋔
　➋ フェアプレイ
❷ ➊ ① ○　② ×　③ ×　④ ○　⑤ ×
　➋ ① B(, C)　② C　③ B　④ A　⑤ A

考え方

❶ ➊ スポーツは，体の発達を促(うなが)し，健康を増進させるほか，達成感や自信をもたらし，ストレスも軽減する。

❷ ➊ 技術を使って相手との競い合いを有利にするプレイ方法が戦術，どのような戦術を用いるかを考えて試合を行う方針を作戦という。

スポーツの文化的意義，国際的なスポーツ大会

p.7　Step ❷

❶ ➊ ① ㋒㋕　② ㋐㋔　③ ㋑㋓
　➋ ①
❷ ➊ ① ㋓　② ㋐　③ ㋑　④ ㋔　⑤ ㋒
　➋ ① ㋐　② ㋒　③ ㋑

考え方

❷ ➊ 国際的なスポーツ大会は，人々の相互(そうご)理解を深め，偏見(へんけん)をなくし，仲間意識を育むなど，世界平和と国際親善に寄与している。

保健編

健康な生活と病気の予防①

健康の成り立ち，運動と健康

p. 9　Step ❷

❶ ➊ ① ㋓　② ㋒　③ ㋑　④ ㋔　⑤ ㋐
　➋ Ⓐ ㋒　Ⓑ ㋓　Ⓒ ㋑　Ⓓ ㋐
❷ ➊ ㋐ ○　㋑ ×　㋒ ○
　➋ ㋑

考え方

❶ ➋ 健康は，主体と環境とが相互に関わって成り立っているが，健康を左右する要因について，主体と環境とに分けて考える。

食生活と健康，休養・睡眠(すいみん)と健康

p.11　Step ❷

❶ ➊ 基礎(きそ)代謝量
　➋ ① ㋑　② ㋓　③ ㋔
　➌ ㋑㋒㋓
❷ ➊ ⓐ ㋑　ⓑ ㋒　ⓒ ㋖　ⓓ ㋕　ⓔ ㋔　ⓕ ㋐
　　ⓖ ㋗　ⓗ ㋓
　➋ ㋐ ○　㋑ ×　㋒ ○　㋓ ○　㋔ ×

考え方

❶ ➌ 起床時の体は，体温が低く，前日の食事から長時間経っているためにエネルギー不足の状態である。

❷ ➋ ㋑仮眠や昼寝はし過ぎないようにする。
㋔休日も平日と同じように規則正しい生活を心がけるようにする。

p.12-13 Step ❸

❶ ➊ ㋒㋔
➋ ㋕㋗
➌ ㋑㋓
➍ ㋐㋖

❷ ➊ **素因**

❸ ➊ Ⓐ㋓　Ⓑ㋒　Ⓒ㋐　Ⓓ㋑
➋ Ⓐ㋒　Ⓑ㋑　Ⓒ㋐　Ⓓ㋓　Ⓔ㋔

❹ ➊ ○
➋ **基礎代謝量**
➌ **カルシウム**
➍ ○

❺ ➊ Ⓐ㋒　Ⓑ㋔　Ⓒ㋐　Ⓓ㋑　Ⓔ㋕　Ⓕ㋓
➋ ③⑤
➌ **運動，食事，休養**

考え方

❶健康の成り立ちに関わっている主体の要因と環境の要因について覚えておこう。

❷ その病気にかかりやすい素質。

❸ ➊ 適度な運動は気分転換やリラックス効果など，心（脳）にも良い効果をもたらす。拍出量は心臓から全身に送り出される血液の量のこと。

❹ ➋ 活動代謝量は日常の生活活動のために必要になるエネルギー量。
➌ たんぱく質（プロテイン）は血液や筋肉をつくる働きがある。

❺ ➋ ③ 起床時刻を遅らせると体内時計が狂うため，生体リズムの乱れにつながる。

心身の発達と心の健康

体の発育・発達，呼吸器・循環器の発達

p.15 Step ❷

❶ ➊ ①㋒　②㋐　③㋗　④㋑　⑤㋖　⑥㋔
⑦㋕　⑧㋓
➋ ①×　②○　③○

❷ ➊ ①㋒　②㋓　③㋐　④㋑
➋ ㋐

考え方

❶ ➋ 思春期は最後の発育急進期と重なり，この時期の生活のしかたが，将来の体を形作るのに大きく影響する。

❷ ➋ 呼吸器や循環器の機能をよりよく発達させるには，どのようにすればよいかを考える。

生殖機能の成熟

p.17 Step ❷

❶ ➊ ㋒
➋ ①㋕　②㋓　③㋐　④㋗　⑤㋔　⑥㋖
⑦㋙　⑧㋑　⑨㋘　⑩㋒

❷ ➊ ①×　②×　③○
➋ Ⓐ㋑　Ⓑ㋓　Ⓒ㋐

考え方

❶ ➊ ㋒ 男子はがっちりした体つきになるが，女子は丸みを帯びた体つきになる。

❷ ➊ ① 初経後は女性ホルモンの分泌が安定してないため，月経が不規則なことが多い。
② 一度の射精で出る精子の数は１億〜６億になる。

心の発達

p.19 Step ❷

❶ ➊ ①㋒　②㋐　③㋔　④㋑　⑤㋓
➋ ①㋒　②㋐　③㋓　④㋑

❷ ➊ ㋓㋔

考え方

❶ ➋ 知的機能は，日常生活や学習で活用されることにより，さらに発達が促(うなが)される。

❷ ➊ 社会性は自主性や協調性，責任感など社会で生活していくために必要な態度や行動の仕方のこと。

自己形成，欲求不満やストレスへの対処

p.21 Step ❷

❶ ➊ ①○　②○　③○　④×

❷ ➊ ㋐A　㋑B　㋒A　㋓B

➋ ①㋑　②㋒　③㋐　④㋓

➌ ①×　②○　③○　④×

考え方

❶ ➊ 視野を広げ，自分の知らないものの見方・考え方を学び，興味や関心を広げることにより，自己形成が促される。

❷ ➌「ストレス」も「ストレッサー」も，日常的にはどちらも「ストレス」という言葉で表して使われている。

p.22-23 Step ❸

❶ ➊ ①㋑　②㋐　③㋐　④㋑

➋ ㋑

➌ Ⓐ㋑　Ⓑ㋒

❷ ➊ ①㋓　②㋒　③㋖　④㋔　⑤㋕　⑥㋐　⑦㋗　⑧㋑

➋ **月経**

❸ ➊ ①㋐　②㋘　③㋔　④㋑　⑤㋙　⑥㋓　⑦㋗　⑧㋖　⑨㋒　⑩㋕

❹ ➊ ③

➋ ①㋐　②㋑　③㋑

考え方

❶ 体の各器官の発達について覚えておこう。

❷ ➊ 男女の体の変化，生殖(せいしょく)機能の特徴(とくちょう)について押(お)さえておこう。月経は約4週間に1度ずつ繰(く)り返される。なお，妊娠中は月経は起こらない。

❸ ➊ 感情や意思などの情意機能は，5歳(さい)くらいまでに基本がつくられる。

❹ ➋ 自立の心が育つときは，甘(あま)えたい気持ちと自立したい気持ちが揺(ゆ)れ動く。自立は簡単ではない。

1学年のまとめテスト

p.24-25 Step ❸

❶ ➊ ①㋗　②㋖

➋ ③㋐　④㋔

➌ ⑤㋓　⑥㋒　⑦㋕

➍ ⑧㋑

❷ ➊ ① **鉄（鉄分）**　② **不足**

③ **脂肪(しぼう)（油脂，脂質）**

④ **ビタミンA**

➋ ①○　②×　③○　④×

❸ ➊ ①㋓　②㋐　③㋒　④㋑

❹ ➊ ① **卵管**　② **排卵(はいらん)**　③ **受精卵**　④ **子宮内膜(ないまく)**

⑤ **着床(ちゃくしょう)**　⑥ **妊娠(にんしん)**

❺ ➊ ①㋔　②㋒　③㋑　④㋕　⑤㋐　⑥㋓

➋ ①○　② **生理的欲求**　③○　④ **自己形成**

⑤ **ストレス**

考え方

❶ 運動やスポーツの意味や必要性について覚えておこう。

❷ ➊ 基本的な栄養素の働きと，不足することで起こる症状(しょうじょう)をまとめておこう。

➋ 運動にはリラックスやストレス解消の効果があり，睡眠(すいみん)には体の抵抗力(ていこうりょく)を高める働きがある。

❸ ➊ 胸腺(きょうせん)やへんとうなどのリンパ器官は，思春期には大人以上に発達する。

❺ ➋ ① ② 生命を維持(いじ)するための生理的欲求と社会生活の中で発達する社会的欲求がある。

③ 欲求不満のことをフラストレーションともいう。

④ 自分らしい考え方や行動がつくられていくことを自己形成という。

⑤ ストレスの原因となる刺激(しげき)がストレッサーである。

健康な生活と病気の予防②

生活習慣病・がんとその予防

p.27 **Step ❷**

❶ ➊ ① ○ ② ○ ③ × ④ ○

➋ ① ㋑ ② ㋓ ③ ㋐ ④ ㋔

➌ **メタボリックシンドローム**

❷ ➊ ① ㋑ ② ㋔ ③ ㋐ ④ ㋒ ⑤ ㋓

➋ ㋐

考え方

❶ ➊ 運動不足や偏(かたよ)った食生活，濃(こ)い味付けなどの生活習慣が生活習慣病につながる。

➌ メタボリックシンドロームになると，心筋(しんきん)梗塞(こうそく)や脳卒中(のうそっちゅう)を発症する可能性が非常に高くなるとされている。

喫煙(きつえん)・飲酒と健康

p.29 **Step ❷**

❶ ➊ ① ㋑㋓ ② ㋑㋒㋕

➋ ① ㋑ ② ㋐ ③ ㋒

❷ ➊ ① ○ ② ○ ③ × ④ × ⑤ ○

➋ ㋐㋑㋓

考え方

❷ ➊ アセトアルデヒドは有害で，吐(は)き気や頭痛の原因となる。

➋ 飲酒の習慣が続くと，脳や肝臓をはじめ，全身のさまざまな器官に悪影響を及ぼす。

薬物乱用と健康，喫煙・飲酒・薬物乱用のきっかけ

p.31 **Step ❷**

❶ ➊ ① ㋑ ② ㋔ ③ ㋐ ④ ㋒ ⑤ ㋓

➋ ㋒

❷ ➊ ① × ② ○ ③ × ④ ○ ⑤ ×

考え方

❷ ➊ 喫煙・飲酒・薬物乱用のきっかけには，個人の要因と社会的環境(かんきょう)の要因がある。たばこや酒は20歳(さい)未満が入手できないようにする販売(はんばい)の規制がある。

p.32-33 **Step ❸**

❶ ➊ ① ○ ② **ブドウ糖（グルコース）** ③ ○

④ **脳梗塞(のうこうそく)**

➋ ① ㋒ ② ㋓ ③ ㋑ ④ ㋔ ⑤ ㋕ ⑥ ㋐

❷ ➊ ① ㋒ ② ㋓ ③ ㋑ ④ ㋔ ⑤ ㋐

❸ ➊ ① ○ ② × ③ × ④ ○

➋ ① ㋑ ② ㋔ ③ ㋐ ④ ㋒

⑤ ㋓ ⑥ ㋕ ⑦ ㋖

❹ ➊ ① Ⓑ ② Ⓐ ③ Ⓐ ④ Ⓑ

➋ ① ㋒ ② ㋑ ③ ㋓ ④ ㋐

考え方

❶ ➊ ② ヘモグロビンは赤血球に含まれ，酸素を運搬(うんぱん)する働きをしている。

④ 脳出血は，破れた血管の血液が脳細胞(さいぼう)を圧迫(あっぱく)することである。

❷ ➊ がんの主な治療(ちりょう)法は外科的治療，化学的治療，放射線治療の３つである。

❸ ➊ ② 20歳(さい)未満はたばこを購入(こうにゅう)することはできない。

③ 喫煙(きつえん)者が吐(は)き出す煙(けむり)やたばこの先から出る煙を吸い込(こ)むことを受動喫煙という。

❹ ➊ 喫煙・飲酒・薬物乱用のきっかけとなる個人の要因には自分の知識や考え方，心理状態などがある。社会的環境(かんきょう)の要因には周囲の人間関係，宣伝や広告の影響(えいきょう)などがある。

傷害の防止

傷害の原因と防止／交通事故の現状と原因／交通事故の防止

p.35 **Step ❷**

❶ ➊ ① ㋒ ② ㋑ ③ ㋐ ④ ㋔ ⑤ ㋓

❷ 危険予測・危険回避

❷ ❶ ① Ⓒ　② Ⓑ　③ Ⓐ　④ Ⓐ

❷ ① ㋑　② ㋓　③ ㋐　④ ㋒

❸ ① ×　② ×　③ ○

考え方

❷ ❷ 空走距離と制動距離とを合わせた距離を停止距離という。

❸ ① 自転車は二輪なので，速度が遅いときに特にバランスを崩しやすい。

② 交通事故の発生要因には，人的要因と環境要因，車両要因がある。

犯罪被害の防止／自然災害に備えて

p.37　Step ❷

❶ ❶ ① ㋐　② ㋒　③ ㋑　④ ㋓　⑤ ㋔

❷ ① ㋑　② ㋒　③ ㋐

❷ ❶ ① ×　② ○　③ ○

❷ ① ㋑　② ㋓　③ ㋒　④ ㋐

考え方

❷ ❶ ① 建物の倒壊は一次災害であり，阪神・淡路大震災で多数の死者を出した。なお，1923年の関東大震災では二次災害である火災によって被害が広がった。

応急手当の意義と基本

p.39　Step ❷

❶ ❶ ① ㋒　② ㋔　③ ㋐　④ ㋑　⑤ ㋓

❷ ① ㋓　② ㋒　③ ㋑　④ ㋐

❷ ❶ ① ×　② ×　③ ○　④ ×　⑤ ○　⑥ ×

考え方

❶ ❷ 気道確保は，人工呼吸の前に，傷病者の喉の奥を広げ，空気の通りをよくするために行う。

❷ ❶ ① 止血の前にきず口を洗い，清潔保持につとめることが大切。

② 止血法の基本は直接圧迫止血法である。

④ 捻挫は患部を冷やして安静にすることが大切である。

p.40-41　Step ❸

❶ ❶ ① Ⓐ㋐　Ⓑ㋓　② Ⓐ㋑　Ⓑ㋒

❷ ① ㋐　② ㋑　③ ㋐　④ ㋑　⑤ ㋑

❷ ❶ ① ×　② ○　③ ○　④ ×

❷ ① **自助**　② **共助**　③ **公助**

❸ ❶ ① ㋓　② ㋐　③ ㋕　④ ㋒　⑤ ㋑　⑥ ㋔

❷ ① ○　② **二次災害**　③ ○

❹ ❶ ㋑→㋔→㋓→㋐→㋒

❷ ① ㋑　② ㋒　③ ㋐

考え方

❶ 傷害の要因，交通事故の特徴や原因について覚えておこう。

❷ ❶ ① 出入り自由で人目につきにくい場所は犯罪の危険がある。

④「割れ窓理論」は割れた窓ガラスを放置しておくと，誰もその地域に関心を持っていないと思われ，環境が悪化して犯罪が多くなるという考え方。

❸ 地震における建物の倒壊は一次災害，火災や津波，液状化現象は二次災害になる。

❹ ❶ 心肺蘇生法の流れを覚えておこう。

❷ 骨折，脱臼，捻挫，打撲傷の症状の違いと，それぞれの応急手当の仕方を確認しておこう。

2学年のまとめテスト

p.42-43　Step ❸

❶ ❶ ① ㋑　② ㋒　③ ㋓　④ ㋐　⑤ ㋔　⑥ ㋕

❷ ①→⑤→③→②→④

❷ ❶ ① ㋔　② ㋑　③ ㋐　④ ㋓　⑤ ㋒

❷ ① ㋓　② ㋒　③ ㋑　④ ㋐

❸ **依存性**

❸ ❶ ① Ⓐ　② Ⓑ　③ Ⓒ　④ Ⓐ　⑤ Ⓐ

⑥ Ⓑ　⑦ Ⓒ　⑧ Ⓑ　⑨ Ⓒ

❹ ❶ **直接圧迫止血法**

▶ 本文 p.45-51

⓶ 胸骨圧迫

⓷ ① ○　② ×　③ ×　④ ○　⑤ ○　⑥ ○

考え方

❶ スポーツが心身に及ぼす効果やスポーツの学び方について覚えておこう。

❷ 生活習慣病と喫煙・飲酒・薬物乱用に関係する症状や物質をまとめておこう。

❸ ⓵ 人的要因は規則を守らない危険な行動や心身の状態，環境要因は道路の状況や安全整備不足，気象条件など，車両要因は車両の特性や整備不良などがあてはまる。

❹ ⓷ AEDは誰でも使うことができ，作動させるときは，正確な解析ができなかったり感電したりするのを避けるため，傷病者には触れない。

健康な生活と病気の予防③

感染症，性感染症とその予防／エイズ

p.45 **Step ❷**

❶ ⓵ ① ㋒　② ㋓　③ ㋐　④ ㋑

⓶ Ⓐ **感染源（発生源，病原体）**　Ⓑ **感染経路**　Ⓒ **抵抗力**

⓷ ① ㋔㋕㋘　② ㋑㋖㋗　③ ㋐㋒㋓

❷ ⓵ ① ㋐　② ㋐　③ ㋑　④ ㋐

考え方

❶ 病原体に感染しても，発病しない場合やしばらくしてから発病する場合などがあり，感染者の抵抗力や栄養状態など，主体の条件も関係している。

❷ ⓸ エイズは，近年において代表的な感染症の１つになった。

健康を守る社会の取り組み

p.47 **Step ❷**

❶ ⓵ ① ○　② ○　③ ×

⓶ ① **健康**　② **文化**　③ **最低限度**

⓷ ㋒

❷ ⓵ ⑤ ⑥

考え方

❶ ⓷ ㋐ 自分自身で行うメンタルヘルス対策のことである。

㋑ より多くの国民の生活習慣を改善し，健康寿命を延ばすことを目的としたものである。

❷ ⓵ ⑤ 災害時の避難場所は，役所などで知ることができる。

⑥ 保健センターは，市町村などが運営している。

医療機関の利用と医薬品の使用

p.49 **Step ❷**

❶ ⓵ ① ○　② ×　③ ○　④ ×

❷ ⓵ ① ㋑　② ㋔　③ ㋒　④ ㋐　⑤ ㋕　⑥ ㋖　⑦ ㋓

⓶ ① **主作用**　② **副作用**

考え方

❶ ⓵ 総合病院を受診するときは，入院や大規模な専門的治療が必要な場合で，かかりつけ医からの紹介を受けて利用する。

❷ それぞれの医薬品は，効果が最大限に現れるように大きさや形状が定められている。医薬品の種類（内用剤・外用剤・注射剤）や作用（主作用・副作用）についてまとめておこう。

p.50-51 **Step ❸**

❶ ⓵ ① ㋐　② ㋒　③ ㋑　④ ㋒　⑤ ㋐　⑥ ㋑

⓶ ① ㋐　② ㋐　③ ㋐㋓　④ ㋐

❷ ⓵ ① ㋔　② ㋓　③ ㋐　④ ㋒　⑤ ㋑

⓶ ① **バリアフリー**　② **ユニバーサルデザイン**

❸ ⓵ ① ㋑　② ㋐　③ ㋑　④ ㋐　⑤ ㋑　⑥ ㋐

⓶ **かかりつけ医**

❹ ⓵ ① ×　② ○　③ ×　④ ×　⑤ ○

⓶ ① ○　② **副作用**　③ ○

[考え方]

❶ ➊ 感染源，感染経路，体の抵抗力の対策についてまとめておこう。

❷ ➋ バリアフリーとユニバーサルデザインについて，説明できるようにしよう。

❸ ➊ 保健所と保健センターの役割や活動について覚えておこう。

❹ ➋ 一般用医薬品は，OTC医薬品や市販薬と呼ばれることもある。

健康と環境

環境の変化と適応能力，活動に適した環境

p.53 Step ❷

❶ ➊ ①㋑　②㋓　③㋒　④㋐
　➋ ①×　②○　③○　④×
❷ ➊ ①㋑　②㋓　③㋒　④㋐

[考え方]

❶ ➊ 高地トレーニングや持久力トレーニングでは，呼吸器・循環器の働きを特に高める。
　➋ 熱中症は真夏の室内でも起こり，炎天下での運動は熱中症の危険があるため，控えることが大切である。

室内の空気の条件，水の役割と飲料水の確保

p.55 Step ❷

❶ ➊ ①㋑　②㋓　③㋒　④㋐
　➋ ㋐㋒㋓
❷ ➊ ①㋒　②㋓　③㋑　④㋐
　➋ ①㋑　②㋒　③㋐　④㋓
　➌ ㋑

[考え方]

❶ ➋ 火がつくもので，炭素を含む物質が不完全燃焼したときに一酸化炭素が発生する。

❷ ➋ ➌ 衛生的な飲料水を確保するために，さまざまな水道施設が設けられている。

生活排水とごみの処理，環境の汚染と保全

p.57 Step ❷

❶ ➊ ①㋒　②㋐　③㋓　④㋑
　➋ ①○　②×　③○
❷ ➊ ①㋒　②㋑　③㋐　④㋓
　➋ A㋑　B㋒

[考え方]

❶ ➋ ② ごみの処理方法には資源化，再利用，焼却，埋め立てなどがある。

❷ 四大公害のそれぞれの発生地域と原因物質，症状は確認しておくこと。

健康と環境

p.58-59 Step ❸

❶ ➊ ①㋐　②㋑　③㋐　④㋑
　➋ ①○　②○　③×　④○
❷ ➊ ①㋑　②㋑　③㋑　④㋑
　➋ ① **老廃物の排出（老廃物の排せつ）**
　　② **産業用水**　③ **塩素**
❸ ➊ **生活雑排水**　➋ **下水処理場**
　➌ **リデュース，リユース，リサイクル**
❹ ➊ ①㋑　②㋐　③㋒
　➋ **環境基本法**
　➌ **地球温暖化**

[考え方]

❶ ➋ ③ 学校内で明るくする場所は，製図室や黒板，コンピュータ使用教室の机の上など。

❷ ➊ ④ シックハウス症候群は，主にホルムアルデヒドなどの化学物質が原因で起こる。
　➋ ① 老廃物は消化ではなく，排出するもの。
　② 工業用水は製造業など工場で使われる水。
　③ 浄水場での消毒には塩素が使われる。

❸ ➌ 3Rが示す3つの言葉と，それぞれの意味を覚えておこう。

❹ ❶ 環境汚染によって起こった公害をまとめておこう。
❷ 公害対策基本法と環境基本法は整理しておこう。

3学年のまとめテスト

p.60-61 Step ❸

❶ ❶ ① ㋒　② ㋐　③ ㋔　④ ㋓　⑤ ㋑
❷ ① ○　② 4　③ ○　④ **オリンピズム**
⑤ ○

❷ ❶ ① ○　② ×　③ ×　④ ○
❷ **ヒト免疫不全ウイルス**

❸ ❶ ① Ⓐ(ⒷⒸ)　② Ⓒ　③ Ⓑ　④ Ⓑ(Ⓒ)　⑤ Ⓐ

❹ ❶ ① ㋑　② ㋐　③ ㋐　④ ㋐　⑤ ㋑

❺ ❶ ① ㋒　② ㋑　③ ㋕　④ ㋓　⑤ ㋔　⑥ ㋐

考え方

❶ ❷ ② パラリンピックは，オリンピックと同じく4年に1度開催される。
④ オリンピアードとは，4年を1周期とする古代の暦の単位である。

❷ ❶ ② リンパ球は，白血球の一種である。
③ 感染症に感染していて症状が出ない場合でも，ほかの人に感染することがある。
❷ エイズは，後天性免疫不全症候群ともよばれる。

❸ ❶ 保健所，保健センター，医療機関のそれぞれの主な役割や活動をまとめておこう。

❹ ❶ ② 二酸化炭素の濃度が高まり，酸素が不足することで体に不快な症状が現れる。
④ し尿と生活雑排水を一緒に処理できるのは合併処理浄化槽であり，し尿の処理に使われるのが単独処理浄化槽である。

❺ ❶ 循環型社会の流れや3Rの言葉を覚えておこう。

体育実技編

体つくり運動といろいろなスポーツ

p.63 Step ❷

❶ ① **倒立**　② **後頭部**　③ **肩**　④ **スピード(勢い)**
❷ ① **腰**　② **前傾**　③ **水平**　④ **膝**
❸ ❶ ① ㋑　② ㋒　❷ ① ㋓　② ㋐

考え方

❶ 器械運動は技の種類が多いが，マット運動なら回転系と巧技系，鉄棒運動は支持系と懸垂系，平均台運動は体操系とバランス系，跳び箱運動は切り返し系と回転系と，運動ごとに系統分けされている。各系統の代表的な技だけでも押さえておこう。

❷ 短距離走・リレーや長距離走，ハードル走，走り幅跳び，走り高跳びについて，それぞれの技術の名称や行い方などを理解しておこう。

❸ ゴール型，ネット型，ベースボール型の球技それぞれの試合（ゲーム）の行い方やルールを理解しておこう。

体つくり運動といろいろなスポーツのまとめテスト

p.64 Step ❸

❶ ❶ ① ×　② ○　③ ×
❷ **クラウチングスタート**

❷ ① ㋔　② ㋓　③ ㋕　④ ㋒　⑤ ㋑　⑥ ㋐
⑦ ㋗　⑧ ㋖

❸ ① ○　② ○　③ ×

考え方

❶ ❶ ③ 開脚前転は，マット運動の基本技の1つである。
❷ 2つのスタート法を整理しておこう。

❷ 水泳では，4種類の泳法の基本的な動きのほかに，飛び込みやターンなどの方法，プールでの安全確保や，着衣のままで水に落ちた場合の対処法などについて問われることもある。

❸ ❶ 柔道，剣道，相撲の技の名称や行い方は押さえておこう。
❸ 膝を折り立てて腰を落として背筋を伸ばす姿勢は，蹲踞姿勢である。

テスト前 ☑ やることチェック表

① まずはテストの目標をたてよう。頑張ったら達成できそうなちょっと上のレベルを目指そう。
② 次にやることを書こう（「ズバリ英語〇ページ，数学〇ページ」など）。
③ やり終えたら□に✓を入れよう。
　最初に完ぺきな計画をたてる必要はなく，まずは数日分の計画をつくって，
　その後追加・修正していっても良いね。

目標

	日付	やること1	やること2
2週間前	／	☐	☐
	／	☐	☐
	／	☐	☐
	／	☐	☐
	／	☐	☐
	／	☐	☐
	／	☐	☐
1週間前	／	☐	☐
	／	☐	☐
	／	☐	☐
	／	☐	☐
	／	☐	☐
	／	☐	☐
	／	☐	☐
テスト期間	／	☐	☐
	／	☐	☐
	／	☐	☐
	／	☐	☐
	／	☐	☐

QRコードのページに登録すると，「ぴたリンク」からも表をダウンロードできるよ

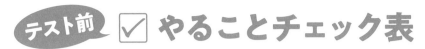

テスト前 ☑ やることチェック表

① まずはテストの目標をたてよう。頑張ったら達成できそうなちょっと上のレベルを目指そう。
② 次にやることを書こう（「ズバリ英語〇ページ，数学〇ページ」など）。
③ やり終えたら□に✓を入れよう。
　最初に完ぺきな計画をたてる必要はなく，まずは数日分の計画をつくって，
　その後追加・修正していっても良いね。

目標

	日付	やること 1	やること 2
2週間前	／	☐	☐
	／	☐	☐
	／	☐	☐
	／	☐	☐
	／	☐	☐
	／	☐	☐
	／	☐	☐
1週間前	／	☐	☐
	／	☐	☐
	／	☐	☐
	／	☐	☐
	／	☐	☐
	／	☐	☐
	／	☐	☐
テスト期間	／	☐	☐
	／	☐	☐
	／	☐	☐
	／	☐	☐
	／	☐	☐

キリトリ線

保健体育 全教科書版